用心创造现代阅读之美

图解 十二经络调筋术

陈飞松 于雅婷 主编

江苏凤凰科学技术出版社·南京

图书在版编目（CIP）数据

图解十二经络调筋术/陈飞松，于雅婷主编．— 南京：江苏凤凰科学技术出版社，2023.6
ISBN 978-7-5713-3373-7

Ⅰ．①图… Ⅱ．①陈…②于… Ⅲ．①经筋－穴位疗法－图解 Ⅳ．① R245.9-64

中国国家版本馆 CIP 数据核字（2023）第 000310 号

图解十二经络调筋术

主　　　　编	陈飞松　于雅婷
责 任 编 辑	汤景清
责 任 校 对	仲　敏
责 任 监 制	方　晨
出 版 发 行	江苏凤凰科学技术出版社
出版社地址	南京市湖南路 1 号 A 楼，邮编：210009
出版社网址	http://www.pspress.cn
印　　　刷	天津睿和印艺科技有限公司
开　　　本	718 mm×1 000 mm　1/16
印　　　张	12.5
插　　　页	1
字　　　数	259 000
版　　　次	2023 年 6 月第 1 版
印　　　次	2023 年 6 月第 1 次印刷
标 准 书 号	ISBN 978-7-5713-3373-7
定　　　价	52.00 元

图书如有印装质量问题，可随时向我社印务部调换。

调理经筋，远离病痛

　　经筋是十二经脉的附属部分，是十二经脉之气"结、聚、散、络"于筋肉、关节的体系。经筋具有联络四肢百骸、主司关节运动的作用。经筋系统内部是一个大循环，与脏腑、器官等构成人体有机活性态整体结构，其功能运作良好，身体就能保持健康。

　　中医学认为，人体的很多病症都是由于气血运行不畅造成的。人体的四肢百骸和五脏六腑都受气血濡养，一旦出现气滞血瘀，人体的经络就会受阻，从而导致相应部位的瘀肿疼痛，这就是所谓的"不通则痛"。经筋疗法就是在经筋理论的指导下，运用各种手法排除十二经筋通道上的障碍，以维持人体气血的正常运行。

　　首先，经筋疗法是一种传统的中医疗法，它将全身的经筋联系成一个有机的整体，把对经筋的认识提升到一个新的高度，并扩展了相关疾病的治疗手段。现代医学研究表明，经筋疗法对很多疾病都有独特的疗效，它可以外用于肌肉、骨骼和关节的损伤，以及痹、痿、瘫等病症；内可以调整脏腑气血、平衡阴阳，诸如脘腹胀满和便秘等常见的不适症状，是中医临床上比较实用的治疗疗法。当人体遭遇外伤时，患部就会产生酸胀、疼痛、麻木等症状。这时打通经筋就可以远离病痛，经筋疗法主要通过揉、按、推、拿等基本的手法来改善人体的血液循环，增进代谢物的排出和瘀肿的消散，使经筋得到气血的濡养，病痛得以祛除。

　　其次，经筋疗法对于由风、寒、湿邪入侵导致的组织充血、肿胀也有很好的缓解作用。它可以宣通散结，使紧张的肌肉得到放松，缓解痉挛，消除炎症。

　　再次，对于经筋不同程度的错位引发的筋出槽、骨错缝等，经筋疗法可以通过理筋整复手法等及时对其进行纠正和整复，使筋脉复位，气血畅通，促进受损组织的康复。

最后，当人处于久病体虚或者年老体衰的状态时，人体的气血运行就会出现迟滞、阻滞，从而导致血不荣筋、肌肉萎缩、困倦无力。对于这种情况，经筋疗法可以疏通经络，加速人体血液循环，增强人体的新陈代谢，使筋肉得到濡养，从而能够维持人体的健康状态。

经筋疗法长期湮没于民间，没有得到重视。如今，随着人们生活水平的日益提高，人们越来越重视自然的绿色疗法。在这种趋势下，经筋疗法重获新生，在现代科学技术的助力下变得更加完善和成熟。作为一种历经数千年的中医疗法，经筋疗法具有广泛的发展前景，相信在越来越多专业人士的关注和参与下，经筋疗法一定会焕发生机。

本书主要分为六章。前三章主要介绍了经筋疗法的基础知识，比如经筋的基本概念、经筋疗法的治疗手法、经筋养生保健等内容。第四章至第六章主要介绍了外科、内科、妇科和男科等各种类型疾病的经筋疗法，每种病症都分为病症概述、致病原因、治疗方法和预防措施等几个部分。同时，我们还为读者精选了传统中医的按摩医术作为辅助疗法进行配合治疗，希望能对患者各种疾病的治疗有所帮助。

第一章 何为经筋?

001 经筋
人体建筑中的钢筋混凝土 / 2

002 经筋与经络 / 3

003 十二经筋的四种作用 / 4

004 各司其职的十二经筋 / 5

005 足太阳经筋 / 6

006 足少阳经筋 / 8

007 足太阴经筋 / 10

008 足少阴经筋 / 12

009 足阳明经筋 / 14

010 足厥阴经筋 / 16

011 手太阳经筋 / 18

012 手阳明经筋 / 20

013 手少阳经筋 / 22

014 手太阴经筋 / 24

015 手厥阴经筋 / 26

016 手少阴经筋 / 28

第二章 什么是经筋疗法?

017 经筋疗法简史 / 32

018 经筋有问题,后果很严重 / 34

019 经筋疾病的致病因素 / 36

020 经筋疗法的功效 / 38

021 四招让你快速诊断经筋疾病 / 39

手少阴经筋
手少阴经筋始于小指,终于腰部。如果在其循行范围内出现问题,人体就会出现胸痛、心悸、失眠及神志失常等症。

肘按法
此法是以屈肘的肘尖为作用点,来按压相关经筋区域的手法。该按法的压力较大,刺激性较强,适用于下肢、腰背部的按压。

患肢滑车牵拉

将定滑轮固定于头部上方，将绳索穿入其中，双手持握绳索两端，然后用健肢牵拉患肢，使其尽力上举，加大肩关节活动幅度。

手臂后伸摩背

单手向后伸到背部最高处，在另一手的辅助下依次从上至下按摩背部。

022 按法
一学就会的理筋手法（一）/ 40

023 点法和滚法
一学就会的理筋手法（二）/ 41

024 推法
一学就会的理筋手法（三）/ 42

025 叩击法
一学就会的理筋手法（四）/ 43

026 揉法和拿法
一学就会的理筋手法（五）/ 44

027 摇法
一学就会的理筋手法（六）/ 45

028 擦法和拨法
一学就会的理筋手法（七）/ 46

029 坚持三项施治原则不动摇 / 47

030 经筋疗法的适应症和禁忌症 / 48

第三章 十二经筋疏通疗法

031 十二经筋疏通法 / 50

032 经筋病症的康复训练方法 / 62

第四章 外科疾病经筋疗法

033 偏头痛 / 82

034 落枕 / 84

035 颈椎病 / 86

036 肩周炎 / 88

037 腰椎间盘突出症 / 90

038 腰肌劳损 / 92

039 颞颌关节紊乱症 / 94

足跟痛

足跟痛多与劳损和退行性病变有关,肥胖者和老年人常发此病。此外,过度负重或长时间行走者也易发此症。

足太阳经筋在脚跟的分布区域是足跟痛的固定筋结点产生区域

040 急性腰扭伤 / 96

041 踝关节扭伤 / 98

042 肩部扭挫伤 / 100

043 牵拉肩 / 101

044 膝关节滑囊炎 / 103

045 膝关节损伤 / 105

046 足跟痛 / 107

047 网球肘 / 109

048 肋软骨炎 / 111

049 腿肚转筋 / 113

050 梨状肌综合征 / 115

051 骶髂关节病 / 117

052 项背肌筋膜炎 / 119

第五章 内科疾病经筋疗法

053 咳嗽 / 122

054 咽喉异物感 / 124

055 呃逆 / 126

056 胃痛 / 128

057 腹泻 / 130

058 便秘 / 132

059 长期低热 / 134

060 胁痛 / 136

061 糖尿病 / 138

062 慢性鼻炎 / 140

063 胃下垂 / 142

064 胆囊炎 / 144

腹泻

腹泻是一种常见症状,其症状为排便次数增多,粪质稀薄、水分增加,粪便含未消化食物或脓血、黏液。此外,腹泻还常伴有肛门重坠、脱垂等不适症状。

腹泻的固定筋结常存在于足太阴经筋循行于腹部的区域

眩晕

眩晕常在手阳明经筋行经头面和颈肩的部位有固定筋结

眩晕

眩晕是目眩和头晕的总称，以眼花、视物不清和昏暗发黑为眩；以视物旋转、双腿不能站立为晕，因两者常同时并见，故称眩晕。

高血压通常会在足少阳经筋经过颈部、头颞部和耳后等部位的区域有固定筋结

高血压

高血压是一种以动脉血压升高为主要表现的疾病，并伴有眩晕、头痛、头胀、耳鸣、心慌、手指发麻、面红等症状。

065 眩晕 / 145

066 失眠 / 147

067 面神经麻痹 / 149

068 耳鸣耳聋 / 151

069 视力异常 / 153

070 三叉神经痛 / 155

071 高血压病 / 156

072 心律失常 / 158

073 类冠心病 / 160

第六章 妇科、男科疾病经筋疗法

074 排尿异常 / 162

075 勃起功能障碍 / 164

076 痛经 / 166

077 月经失调 / 168

078 前列腺炎 / 170

079 更年期综合征 / 172

080 子宫脱垂 / 174

081 闭经 / 176

082 乳少 / 178

附录 易筋经十二式 / 179

第一章

何为经筋？

要掌握一定的经筋疗法调养好自己的身体，首先需要搞清楚经筋是什么。其实，经筋是中医学领域的一个术语，是指十二经脉的附属部分，是十二经脉之气"结、聚、散、络"于筋肉、关节的体系。经筋是经脉的扩展和延伸，与经脉的运行通道大致吻合，和经脉有着非常紧密的关系。那么，到底何为经筋？本章内容会给你答案。

001 经筋 人体建筑中的钢筋混凝土

> 经筋是人体经络系统的有机组成部分，其主要功能是约束骨骼、连缀四肢百骸、维系联络各组织器官。因此，它在人体各组织系统中具有非常重要的作用。

● 经筋的概念

人体的经络系统可以分为经脉和络脉两大部分，经筋受经脉气血的濡养，是经脉的外周连属部分。如我国古代医学典籍《素问·痿论》中所说："宗筋主束骨而利机关也。"意思是说经筋能约束骨骼，有利于关节的屈伸运动。同时，经筋对周身各部分的脏腑组织有一定的保护作用。如果说人体像一座建筑的话，那么经筋系统就好比这座建筑中的钢筋混凝土，连接和支撑着人的形体。

● 经筋的特点

1. 伴随同名经脉分布，但不入脏腑：经筋的循行路线基本上与其同名经脉的走向相合，有部分经筋还循行至同名经脉未及之处，如手阳明经筋绕肩胛、夹脊。还有个别经筋的分布短于经脉，如足厥阴经筋仅循行至阴器即止。经脉与经筋名称相同，但因为经筋不直接与内脏相通，只隶属于某些内脏，所以经筋的命名通常都不冠以脏腑的名称。

2. 起于四肢，呈向心性循行：经筋分布均起始于四肢末端，结聚于关节、骨骼，走向躯干、头面，循行呈向心性。具体来说，手三阳经筋从手走头，手三阴经筋从手走胸，足三阳经筋从足走面，足三阴经筋从足走腹。

因为经筋的循行方向具有向心性，所以经筋不可能有经脉那样阴阳表里两经及同名经的交接规律。除了足少阴经筋和足太阳经筋，其余经筋间没有表里相合的关系。

3. 有结聚之性：经筋在循行途中如果遇到关节或者筋肉聚集的地方就会结合、联结。如足太阳经筋联结于踝、膝、腘、臀，手阳明经筋联结于腕、肘、肩，手太阴经筋联结于鱼际等。经筋在人体特定部位结聚，在结构上相互联系，在功能上相互配合，协调人体的运动。此外，相邻的经筋之间还可以通过循行途中的相交、相合发生联系。三阴三阳是从阴阳气血的盛衰（多少）来分，阴气最盛为太阴，其次为少阴，再次为厥阴；阳气最盛为阳明，其次为太阳，再次为少阳。

002 经筋与经络

中医理论认为，人体内部存在着一个网状的经络系统，这个系统就像一个立体的"交通网"，连接和沟通着人体的四肢百骸，而经筋就是人体经络"交通网"的重要组成部分，与经脉、经别、皮部、络脉等共同构成了人体的经络系统。

人体经络系统的构成

经络系统总体上是由经脉和络脉组成，其中又可以细分，具体如下表所示。

003 十二经筋的四种作用

在人体的经络系统中，经筋的作用主要是约束骨骼，利于关节屈伸活动，以保持人体正常的运动功能。同时，人体的筋肉组织也是一道刚强柔韧的防护墙，保护着隐藏于其下的腑脏和经络，经筋主要有以下作用。

● 构成和维持人的身体

十二经筋纵横交错，连缀四肢百骸，结聚散络，分布于四肢、头面和躯干等全身各个部分，构成人体的身形支架，把人体结成为固定的形体。经筋在经脉的气血濡养下维系和联络着人体的各个组织和器官，与人体的骨干共同构成人的整体。

● 围络周身，主司运动

经筋有结聚之性，常在人体各个关节部位结聚，便利周身百骸相互连接，以支撑人体或相互协同以活动关节。十二经筋对骨骼的约束和连缀使整个躯体保持一定的形态和位置。另外，经筋在经脉的濡养和协同作用下，主司人体的屈伸、旋转、俯仰、内收、外展等各种运动。

● 保护脏腑、组织和器官

虽然十二经筋不像十二经脉那样与脏腑有着直接的属络关系，但经筋正常生理功能的发挥却离不开脏腑化生气血的濡养。人体的经筋组织充实于体表和四肢，是人体脏腑和各组织器官的屏障，保护着人体周身的表层，形成抗御外邪的组织体系。

● 传递反射信息

筋肉灵活存在于人体之中，具有牵涉反应功能。筋肉具有传递性，当筋肉受到刺激时，就会传递到身体其他部位，从而发生牵涉效应。如果这种牵涉是在正常的生理范围之内，就属于生理牵涉反应；如果是在病理状态下，就会导致筋肉的强烈收缩，进而构成经筋病症。

004 各司其职的十二经筋

经筋是经脉的外周连属部分。因为人体有十二条正经，所以经筋也有十二条。十二条经筋各有其分布的范围，在其各自的分布范围内，十二条经筋各司其职，维持着人体机能的正常运作。

● 十二经筋的内容

十二经筋随十二经脉循行于体表，但不入脏腑。这十二条经筋分别是：足太阳经筋、足少阳经筋、足太阴经筋、足少阴经筋、足阳明经筋、足厥阴经筋、手太阳经筋、手阳明经筋、手少阳经筋、手太阴经筋、手厥阴经筋和手少阴经筋。

● 十二经筋的分类

十二经筋按性质可分为刚筋和柔筋。刚筋（也叫阳筋）分布于项背和四肢外侧，以手足阳经经筋为主；柔筋（也叫阴筋）分布于胸腹和四肢内侧，以手足阴经经筋为主。

● 十二经筋的分布

起止、走向：十二经筋均起始于四肢末端，与十二经脉在四肢的起点（或终点）基本一致。经筋的止点均位于头面躯干及胸腹腔，少数经筋止于一点，如手少阴经筋"下系于脐"，足少阴经筋"结于枕骨"，足厥阴经筋"结于阴器"。

经筋的走向完全遵循"起于四肢末端，走向头身"的原则。十二经脉的功能之一是"行血气而营阴阳，濡筋骨，利关节"。这种濡养皮肉筋骨的作用，最后通过经筋的布散才得以体现。经筋止点的条、束、片状，更体现出经气的布散情况。

循行：经筋是十二经脉散布经气于全身筋肉关节的系统。由于人体运动系统的复杂性，决定了经筋系统的复杂性。其循行虽以经脉为纲纪，但其分布较远，不受经脉约束，且更为复杂。无论是体表的筋肉关节，还是胸腔、腹腔，凡有筋肉之处，必有经筋分布。

分布规律：十二经筋伴随同名经筋分布，足三阳经筋起于足趾，循股外上行结于面部；足三阴经筋起于足趾，循股内上行结于阴器和腹部；手三阳经筋起于手指，循臑外上行结于头部；手三阴经筋起于手指，循臑内上行结于胸部。

005 足太阳经筋

足太阳经筋始于足小趾,如果其循行范围内出现问题,人体通常会有颈项区域内酸楚、疼痛、麻木等症。

● 循行路线

《灵枢·经筋》原文:足太阳之筋,起于足小指,上结于踝,邪上结于膝,其下循足外侧,结于踵,上循跟,结于腘;其别者,结于腨外,上腘中内廉,与腘中并上结于臀,上挟脊上项;其支者,别入结于舌本;其直者,结于枕骨,上头下颜,结于鼻;其支者,为目上纲,下结于頄;其支者,从腋后外廉结于肩髃;其支者,入腋下,上出缺盆,上结于完骨;其支者,出缺盆,邪上出于頄。

现代医学解读:足太阳经筋起始于足小趾,上结于外踝;斜上结于膝关节;下方沿足外侧结于足跟,向上沿跟腱结于腘部;其分支结于小腿肚,自小腿肚上腘内侧,与腘部一支并行上结于臀部;向上夹脊旁,上后项;分支入结于舌根;直行者结于枕骨,上头项,由头的前方下行到颜面,结于鼻部;背部的分支从腋后外侧结于肩髃部;一支进入腋下,向上出缺盆,上方结于完骨(耳后乳突);再有分支从缺盆出来,斜上结于鼻旁。足太阳经筋区域内及其循行路线附近的主要穴位有睛明、攒竹、百会、风府、大杼、大椎、气海等。

● 主司病症

《灵枢·经筋》原文:其病小指支跟肿痛,腘挛,脊反折,项筋急,肩不举,腋支缺盆中纽痛,不可左右摇,名曰仲春痹也。

现代医学解读:在足太阳经筋的筋肉分布范围内,常见的病症有足小趾僵滞不适和足跟掣引酸痛,腘窝、脊背、颈项区域内酸楚、疼痛、麻木,肩不能抬举,腋部僵滞不适,缺盆中如扭掣样疼痛,不能左右活动。另外,遗尿、小便不利、小腹胀痛、神态失常等病症也属于足太阳经筋的主司病症。若出现上述症状,是由于足太阳经筋异常引起的,可以采用经筋疏通法以疏通气血,身体便能迅速恢复轻松、健康。

● 病变区域

小腿后侧筋结区、腘窝筋结区、大腿后侧筋结区、髀部筋结区、颈侧筋结区、腋部后侧筋结区、鼻旁及目上筋区的筋结点。

足太阳经筋循行路线

足太阳经筋从足小趾外侧起,沿小腿、大腿后侧,臀部、腰背直至颈部和头部,是人体较长的经筋,此经筋发生异常时会影响到全身。

何为经筋

图中身体左侧是足太阳经筋的循行通道,足太阳经筋贯穿整个左侧身躯,整个左侧身躯的后背均属足太阳经筋管辖范畴,且腋、前胸、颈部和脸部的筋结区域都属于此经筋的范畴。

终点3:鼻旁
终点6:鼻
颌
终点5:完骨
项
腋下
终点2:舌根
终点4:肩髃部
夹脊
臀部
终点1:膝
腘窝两侧
踝
踵
起点:足小趾

足太阳经筋走向图

006 足少阳经筋

足少阳经筋起于第四、第五趾，如果其循行范围内出现障碍，有可能导致偏头痛、目疾、耳鸣等病症的出现。

● 循行路线

《灵枢·经筋》原文：足少阳之筋，起于小指次指，上结外踝，上循胫外廉，结于膝外廉；其支者别起外辅骨，上走髀，前者结于伏兔之上，后者结于尻；其直者，上乘眇季胁，上走腋前廉，系于膺乳，结于缺盆；直者上出腋，贯缺盆，出太阳之前，循耳后，上额角，交巅上，下走颔，上结于頄；支者，结于目外眦，为外维。

现代医学解读：足少阳经筋起于第四、第五趾，向后行于足背，结于外踝，向上沿胫外侧结于膝外侧；其分支另起于腓骨部，上走大腿外侧，前边结于伏兔（股四头肌部），后边结于骶部；直行的经侧腹季胁，上走腋前方，联系于胸侧和乳部，结于缺盆；直行的上出腋部，通过缺盆，走向足太阳经筋的前方，沿耳后绕到额角，交会于头顶，向下走向下颔，上方结于鼻旁，分支结于眼角形成"外维"。足少阳经筋区域内及其循行路线附近的主要穴位有听会、天冲、光明、悬钟、丘墟、足窍阴等。

● 主司病症

《灵枢·经筋》原文：其病小趾次趾支转筋，引膝外转筋，膝不可屈伸，腘筋急，前引髀，后引尻，即上乘眇季胁痛，上引缺盆、膺乳、颈维筋急。从左之右，右目不开，上过右角，并跷脉而行，左络于右，故伤左角，右足不用，命曰维筋相交。

现代医学解读：足少阳经筋的主司病症，可见足第四趾强滞不适，掣引转筋，并牵连膝外侧转筋，膝关节不能随意屈伸，腘部经筋拘急，前面牵连髀部，后面牵引尻部，向上牵及胁下空软处及胁部作痛，向上牵引缺盆、胸侧，颈部所维系的筋发生拘急从而引发偏头痛、目疾、耳鸣、耳聋等病症。足少阳经筋发生异常时会对足厥阴经筋有不良的影响，故身体出现上述症状时，应及早采用经筋疏通法进行疏通，以便改善症状。

● 病变区域

头部侧面筋结区、目及鼻旁筋区的筋结点、腋下及胁肋筋结区、臀部及骶骨筋结区、大腿外侧筋结区、膝关节外侧筋结区、腓外侧筋结区、踝骨和脚掌外侧筋结区。

足少阳经筋循环路线

足少阳经筋是从脚尖绕往身体侧面,最终到达头部的一条较长的经筋。

何为经筋

足部第四趾向上经过外踝、小腿和大腿、腰部、胸部、颈部外侧直至头部外侧都是足少阳经筋的循行范围。骶骨外侧的经筋分支部也属于足少阳经筋的范畴。

足少阳经筋走向图

007 足太阴经筋

足太阴经筋始于足中踇趾，如果其循行范围内出现问题，人体通常会有脘腹胀满、腹泻等病症。

● 循行路线

《灵枢·经筋》原文：足太阴之筋，起于大指之端内侧，上结于内踝；其直者，络于膝内辅骨，上循阴股，结于髀，聚于阴器，上腹、结于脐，循腹里，结于肋，散于胸中；其内者，着于脊。

现代医学解读：足太阴经筋起始于足大趾端内侧，向后走向足背内侧，结于踝关节内侧。在内踝沿小腿内侧直行向上，结于膝关节内侧辅骨（胫骨内踝部），向上沿着大腿内侧，结于股前，会聚于阴部。向上行至腹部，结于脐部。从脐上行腹内，再沿着腹内结于肋骨，散布于胸中，附着于脊柱。足太阴经筋区域及其循行路线附近的主要穴位有隐白、太白、商丘、三阴交、漏谷、血海、箕门、府舍、大横、腹哀、食窦、天溪等。

● 主司病症

《灵枢·经筋》原文：其病足大趾支内踝痛，转筋痛，膝内辅骨痛，阴股引髀而痛，阴器纽痛，上引脐两胁痛，引膺中脊内痛，命曰孟秋痹也。

现代医学解读：足太阴经筋的主司病症为脘腹胀满、腹泻、食欲减退、黄疸、水肿、身重乏力，女性可出现月经不调、崩漏等症状。在下肢的经筋区域还可能出现下肢内侧前沿酸楚、麻木、疼痛，足大趾强滞不适，内踝部疼痛、转筋，膝内侧骨痛，阴部扭转疼痛，并上引脐及两胁作痛，牵引胸中和脊内疼痛。出现上述症状时，可采用经筋疏通法以疏通气血，能迅速改善不适症状。

● 病变区域

腰侧筋结区、上胸及胁部筋结区、肚脐下部筋结区、阴器周围筋结区、髀内侧筋结区、大腿内侧筋结区、膝关节内侧筋结区、小腿内侧筋结区、踝骨内侧筋结区、跖骨前沿筋结区、踇趾外侧筋结区。

足太阴经筋循行路线

足太阴经筋是分布于下肢内侧的一条经筋，从足大趾沿下肢内侧经髀骨、阴器至肚脐，从肚脐散入胸腔内部。

胸腔中的肋间肌属于足太阴经筋管辖，大趾内侧沿内踝向上，经小腿、大腿内侧到脐部也属于足太阴经筋。

终点：胸中

脐
阴器
髀
膝
内踝
起点：足大趾

足太阴经筋走向图

008 足少阴经筋

足少阴经筋起于小趾下，斜行向上，经足底，最终止于枕骨。如果在此经筋范围内出现障碍，那么有可能导致遗尿、阳痿、月经不调等症。

● 循行路线

《灵枢·经筋》原文：足少阴之筋，起于小指之下，入足心，并太阴之经，邪走内踝之下，结于踵，与足太阳之筋合，而上结于内辅之下，并太阴之经筋，而上循阴股，结于阴器，循脊内挟膂上至项，结于枕骨，与足太阳之筋合。

现代医学解读：足少阴经筋起于足小趾下部，入足心，与足太阴经筋并行，斜走内踝下方，结于足跟，与足太阳经筋会合，向上结于内辅骨下，再与足太阴经筋一起向上行，沿大腿内侧，结于阴部，沿脊内上行至项部，结于枕骨，再与足太阳经筋会合。足少阴经筋区域内及其循行路线附近的主要穴位有涌泉、照海、商曲、幽门、俞府等。

● 主司病症

《灵枢·经筋》原文：足下转筋，及所过而结者皆痛及转筋病在此者，主痫瘛及痉，在外者不能俯，在内者不能仰。故阳病者，腰反折不能俯，阴病者，不能仰。在内者熨引饮药，此筋折扭，扭发数甚者死不治，名曰仲秋痹也。

现代医学解读：在足少阴经筋所经过和所结聚的部位，常有疼痛和转筋的证候。当足少阴经筋范围内的筋肉产生病变，就会引发癫痫、拘挛、抽搐和项背反张等证候。同时也会出现遗尿、小便不利、遗精、阳痿、月经不调、不孕不育、咯血、失眠多梦、足心热、咽干喉燥等病症。若出现上述症状，要及时采用经筋疏通法进行疏通，以缓解病症。

● 病变区域

枕骨筋结区、腰椎旁筋结区、阴部筋结区、大腿内侧肌筋结区、膝关节内侧筋结区、小腿内侧筋结区、足踝后部及足跟筋结区、足踝前内侧筋结区、足底中部掌心筋结区。

足少阴经筋循环路线

足少阴经筋是一条由脚掌上行至颈部后侧枕骨的经筋，与足少阴肾经联系密切。

颈横突的前部和脊椎都属于足少阴经筋，足部小趾经涌泉穴、过内踝后、上小腿和大腿内侧到骶骨内部，也属于足太阴经筋的分布范围。

终点：枕骨
项部
脊内
阴器
内辅下
踵
起点：小趾下

何为经筋

足少阴经筋走向图

小趾下 → 足心 → 内踝后侧 → 胫骨内侧 → 内辅下 → 大腿内侧 → 阴器 → 脊内 → 项部 → 枕骨

009 足阳明经筋

足阳明经筋始于足部的第二、三、四趾之端。如果其循行范围内出现问题，那么人体通常会有胃脘胀痛、呕吐、腹痛等病症。

● 循行路线

《灵枢·经筋》原文：足阳明之筋，起于中三指，结于跗上，邪外上加于辅骨，上结于膝外廉，直上结于髀枢，上循胁属脊；其直者，上循骭，结于膝；其支者，结于外辅骨，合少阳；其直者，上循伏兔，上结于髀，聚于阴器，上腹而布，至缺盆而结，上颈，上挟口，合于頄，下结于鼻，上合于太阳。太阳为目上纲，阳明为目下纲。其支者，从颊结于耳前。

现代医学解读：足阳明经筋起于足次趾、中趾及无名趾，结于脚背，从脚背斜向上行，结于踝关节处。在踝关节分为内外两支，外侧支向上在膝外侧聚结，后经髀枢部上行至胁肋部再转向背部，联系于胸椎；内侧支自踝关节起，上沿腓骨，结于膝关节前，再沿伏兔上行，结于大腿部而汇聚于阴器。上行腹部而分开，至缺盆结集。上向颈部，夹口旁，会合于鼻旁颧部，向下结于鼻部，上方合于足太阳经筋。足阳明经筋区域内及其循行路线附近的主要穴位有承泣、四白、承满、伏兔、梁丘、足三里、厉兑等。

● 主司病症

《灵枢·经筋》原文：其病足中指支，胫转筋，脚跳坚，伏兔转筋，髀前肿，㿗疝，腹筋急，引缺盆及颊，卒口僻；急者目不合，热则筋纵、目不开，颊筋有寒则急，引颊移口，有热则筋弛纵，缓不胜收，故僻。名曰季春痹也。

现代医学解读：在足阳明经筋区域内，可出现足中趾掣强，胫部筋肉痉挛，下肢外侧前缘沿经筋区域出现酸楚、麻木、疼痛，下肢酸软无力、活动受限、肌肉萎缩、瘫痪等症状。腹部也会出现筋肉拘紧，向上会牵制缺盆和颊部，以致引发口角歪斜、眼睑不能正常睁开和闭合等症状。如果此经筋区域内的筋肉出现病变，也会引起胃脘胀痛、呕吐、腹痛、便秘、痢疾等病症。这时，可以采用经筋疏通法进行疏通，便可以迅速缓解症状。

● 病变区域

耳、鼻、口、目筋区的筋结点，腰侧筋结区、髀部筋结区、大腿前侧及外侧筋结区、小腿胫腓骨筋结区、足背筋结区。

足阳明经筋循行路线

足阳明经筋是一条从脚趾蜿蜒至头顶的经筋,是人体较长的经筋。

腹股沟韧带及腹直肌向上,经腰、胸、颈部外侧,直至头面部的口、鼻都是足阳明经筋的分布范围。脚的第二、三、四趾背部,沿小腿、大腿前侧和外侧都属于足阳明经筋的范畴。

足阳明经筋走向图

010 足厥阴经筋

足厥阴经筋起于足大趾之上，沿足背上行，终于会阴部耻骨。如果其循行范围内出现问题，会导致食欲不振、心烦易怒、目赤肿痛等症的出现。

● 循行路线

《灵枢·经筋》原文：足厥阴之筋，起于大指之上，上结于内踝之前，上循胫，结内辅骨之下，上循阴股，结于阴器，络诸筋。

现代医学解读：足厥阴经筋起于大趾之上，沿第一跖骨循行于足背，结聚于内踝之前。在内踝之前沿胫骨内侧上行，结于胫骨内踝之下。再向上沿大腿内侧，结于阴器，在此与其他各条经筋相互沟通联结。足厥阴经筋区域内及其循行路线附近的主要穴位有大敦、太冲、中封、中都、足五里、阴廉、急脉、章门、期门等。

● 主司病症

《灵枢·经筋》原文：足大指支，内踝之前痛，内辅痛，阴股痛，转筋，阴器不用。伤于内则不起，伤于寒则阴缩入，伤于热则纵挺不收，其病转筋者，命曰季秋痹也。

现代医学解读：在足厥阴经筋的循行范围内，常见足大趾强滞不适，内踝前部痛，膝内侧部痛，大腿内侧痛、转筋，阴器不能运用等病症。若房劳过度，则会耗伤阴精而导致阳痿不举。若伤于寒邪则阴器缩入，若伤于热邪则阴器挺长松弛。此外，胁肋胀痛、食欲不振、心烦易怒、夜盲、目赤肿痛等也属于足厥阴经筋的病症。

● 病变区域

大趾内上侧筋结区、脚掌内上侧筋结区、踝骨内侧筋结区、小腿内上侧筋结区、胫内踝筋结区、大腿内下侧筋结区、阴部筋结区。

足厥阴经筋循行路线

足厥阴经筋分布于下肢内侧，从足大趾上，经内踝至于阴器。足厥阴经筋与足厥阴肝经关系密切。

足大趾为起点，经内踝前，过小腿和大腿内侧到腹股沟耻骨这一段的筋肉组织都属于足厥阴经筋管辖。

终点：阴器

内辅下

内踝前

起点：大趾上

足厥阴经筋走向图

足大趾上 → 内踝前 → 胫骨内侧 → 内辅下 → 大腿内侧 → 阴器

011 手太阳经筋

手太阳经筋始于小指，中分三支：一支止于腋下；一支止于眼外角；一支止于耳中。如其循行范围内出现问题，人体通常会有筋痿、颈肿等病症。

● 循行路线

《灵枢·经筋》原文：手太阳之筋，起于小指之上，结于腕，上循臂内廉，结于肘内锐骨之后，弹之应小指之上，入结于腋下；其支者，后走腋后廉，上绕肩胛，循颈，出足太阳之筋前，结于耳后完骨；其支者，入耳中；直者出耳上，下结于颔，上属目外眦。

现代医学解读：手太阳经筋起于手小指上，结于手腕背部，沿着前臂内缘向上，结于肘内锐骨（肱骨内上踝）的后面，挤压此部位有酸麻感，且可传导至手小指之上。沿肘内向上，进入并结聚于腋下。其分支向后经过腋后侧缘，向上绕肩胛部，沿颈侧循行于足太阳经筋的前方，再结聚于耳后乳突部分。分支进入耳中；直行部分出耳朵上侧，向下结于下颌处，上方连接于眼外角。手太阳经筋区域及其循行路线附近的主要穴位有少泽、后溪、阳谷、肩贞、天宗、听宫等。

● 主司病症

《灵枢·经筋》原文：其病，小指支肘内锐骨后廉痛，循臂阴，入腋下，腋下痛，腋后廉痛，绕肩胛引颈而痛，应耳中鸣，痛引颔，目瞑良久乃得视，颈筋急则为筋痿颈肿，寒热在颈者。本支者，上曲牙，循耳前属目外眦，上颌结于角，其痛当所过者支转筋，名曰仲夏痹也。

现代医学解读：手太阳经筋区域内的病症有手小指僵滞不适，肘内锐骨后缘疼痛；沿手臂内侧上至腋下，可出现腋下后侧作痛；绕肩胛牵引颈部作痛，有时可感觉到耳中鸣响，以至病痛牵引颔部，痛时需眼睛闭合一会儿才能看清物景。若颈筋拘急，可引发筋痿、颈肿、颈部发寒、发热等颈部病症。若手太阳经筋有异常情况时，可以按揉后背腰部的小肠俞穴，会感觉到似乎有硬块。若真的发现此处有硬块时，可以采用经筋疏通法来疏通气血，减轻不适症状。

● 病变区域

手太阳经筋范围内，常见的病变区域有：小手指和手腕外侧筋结区、肘部后侧筋结区、肩胛内上角区、冈上和冈下筋结区、后颈外侧筋结区、额头和眼外角、耳部周围筋区等。

手太阳经筋循行路线

手太阳经筋分布于手臂后侧，蜿蜒至头面部，是连接手臂、肩胛部和头面部的一条经筋。

右侧脸部的眼、耳归右手的手太阳经筋管辖。右手的小指外侧向上，前臂、上臂、肩胛部外侧也都属于手太阳经筋的范围。

手太阳经筋走向图

012 手阳明经筋

手阳明经筋始于食指，中间分成三支，分别止于鼻旁、额角和背后脊柱。如果循行范围内出现问题，人体经常会出现肩部肿胀、面瘫、流涕、便秘等病症。

● 循行路线

《灵枢·经筋》原文：手阳明之筋，起于大指次指之端，结于腕，上循臂，上结于肘外，上臑，结于肩髃；其支者，绕肩胛，挟脊；其直者，从肩髃上颈；其支者，上颊，结于頄；直者，上出手太阳之前，上左角，络头，下右颔。

现代医学解读：手阳明经筋起于食指的背面尺侧，沿手背上行结于手腕背部。从腕关节向上沿前臂上行，结于肘关节外面桡侧。再从肘关节向上经过上臂外侧，结于肩锁关节。分支在此绕过肩胛部，分布于脊柱两旁。主干从肩锁关节上行经过颈部走至下颌。分支走至面部，结于鼻旁颧部；直行的沿手太阳经筋前方上至额角，散络头部，下向对侧颌部。手阳明经筋分布区域内及其循行路线附近的主要穴位有迎香、扶突、天鼎、肩髃、下廉、温溜、偏历、阳谷等。

● 主司病症

《灵枢·经筋》原文：其病当所过者，支痛及转筋，肩不举，颈不可左右视，名曰孟夏痹也。

现代医学解读：食指、桡骨外侧、上臂外侧、颈侧、面颊等部位的肌肉痉挛、疼痛等病症都是手阳明经筋的主治病症。另外，在手阳明经筋循行范围之内，也经常出现肩部肿胀、麻木、疼痛、面瘫、面痛、鼻塞、流涕、痔疮、便秘、腹痛、腹泻等病症。当身体出现以上所述症状时，可以采用经筋疏通法以疏通气血，便可减轻症状。

● 病变区域

手阳明经筋范围内，常见的病变区域有：腕内侧筋区、前臂外侧筋区、肘部外侧筋区、上臂前侧筋区、肩前筋区、面颊部筋区、颞颌部筋区和前额筋区。

手阳明经筋循行路线

手阳明经筋分布于手臂外侧，连接头面部和手臂，与手阳明大肠经联系密切。

手部的食指桡侧经前臂、上臂、颈部外侧到面部一侧都属于手阳明经筋的分布范围；一侧的手阳明经筋经过头顶循行到另一侧的下颌关节，也归属同一手阳明经筋。

手阳明经筋走向图

食指背部 → 手腕桡骨外侧 → 肘部肱骨外侧 → 肩锁关节 → 肩胛

鼻部 ← 下颌 ← 颈部

肩胛 → 脊柱旁

下颌 → 耳前方

对侧面部下颌关节 ← 头顶 ← 耳前方

何为经筋

013 手少阳经筋

手少阳经筋始于小指，中分两支：一支止于舌根；一支止于额角。如果其循行范围内出现问题，人体通常会出现耳鸣、耳聋、偏头痛等病症。

● 循行路线

《灵枢·经筋》原文：手少阳之筋，起于小指次指之端。结于腕，上循臂，结于肘，上绕臑外廉，上肩，头颈，合手太阳；其支者，当曲颊入系舌本；其支者，上曲牙，循耳前，属目外眦，上乘颔，结于角。

现代医学解读：手少阳经筋起于无名指，向上结于腕关节背部，沿前臂外侧上行结于肘关节，再上行绕过上臂外侧到达肩部，从肩部走向颈部与手太阳经筋相交。其中一条支筋从颌部进入，联系舌根；另一条支筋行至下颌关节处，沿着耳廓前面，连接着眼外角，再向上至颞部，最后结于额角。手少阳经筋区域内及其循行路线附近的主要穴位有关冲、液门、中渚、阳池、支沟、会宗、天井、清冷渊、角孙、丝竹空等。

● 主司病症

《灵枢·经筋》原文：其病当所过者，支转筋，舌卷，名曰季夏痹也。

现代医学解读：手少阳经筋发生异常时，身体会出现各种症状，如重听、眼角痛、喉咙或脸颊痛；脖子、下巴、肩膀、手臂疼痛。另外，心窝至肚脐的肌肉发硬是生殖系统和泌尿系统疾病的征兆，而肩、颈、耳后等部位的疼痛，如耳鸣、耳聋、偏头痛、咽喉疼痛、腹胀、水肿、遗尿、小便不利等病症也都属于手少阳经筋区域内的常发病症。当身体出现上述症状时，只要运用经筋疏通法进行疏通，就能缓解病痛，维持身体机能的正常运转。

● 病变区域

额部外侧和外眦筋结区、面颊筋结区、颈侧筋结区、肩部筋结区、上臂外侧筋结区、肘部外侧筋结区、前臂外侧筋结区、手腕背部正中筋结区。

手少阳经筋循行路线

手少阳经筋是分布于手臂外侧正中的一条经筋，连接手臂、肘部、肩部和头面部外侧。

右侧舌根、眼外角、额角部位的经筋结聚点都属于右侧手少阳经筋管辖范围。手臂第四指指侧，经前臂、上臂外侧的筋肉组织也属于手少阳经筋的范畴。

终点1：额角
曲颊
终点2：舌根
颈
肩
臑外
腕中
肘
起点：无名指指端

手少阳经筋走向图

014 手太阴经筋

手太阴经筋始于大拇指上，终结于季胁部。如果在其循行范围内出现问题，人体经常会出现肌肉疼痛、咳嗽、气短等病症。

● 循行路线

《灵枢·经筋》原文：手太阴之筋，起于大指之上，循指上行，结于鱼后，行寸口外侧、上循臂，结肘中，上臑内廉，入腋下，出缺盆，结肩前髃，上结缺盆，下结胸里，散贯贲，合贲下，抵季胁。

现代医学解读：手太阴经筋起始于大拇指上，沿指上行结于鱼际之后，经寸口动脉外侧，向上沿前臂行走，结于肘中；向上经上臂内侧进入腋下，出缺盆部，结于肩髃前；其上方结于缺盆，自腋下内行，结于胸里，散布贯穿胃的上贲门部，再会合下行，到达季胁部。手太阴经筋区域内及其循行路线附近的主要穴位有中府、云门、侠白、尺泽、列缺、少商等。

● 主司病症

《灵枢·经筋》原文：其病当所过者支转筋痛，其成息贲，胁急、吐血，名曰仲冬痹也。

现代医学解读：在手太阴经筋循行范围之内，经常出现关节屈伸障碍、肌肉疼痛、拘挛掣痛等病症，重者可成"息贲病"，胁肋拘急，上逆吐血。此外，手太阴经筋还主治咳嗽、气短、喘息、胸部胀闷、鼻塞、咽痛、恶寒发热、小便频数及上肢酸楚疼痛、麻木等病症。当身体出现以上所述症状时，可以采用经筋疏通法以疏通气血，身体便能迅速恢复健康。

● 常见病变区域

手太阴经筋范围内，常见的病变区域有：季胁筋区、胸前外侧区、锁骨筋区、肩前及上臂内侧筋区、肘部筋区、前臂上侧筋区、腕桡侧筋区和鱼际筋区。

手太阴经筋的循行路线

手太阴经筋以胸部为中心，连接手臂、手掌和大拇指。

从大拇指指尖、经大鱼际后、前臂到锁骨，以至胸腔表里都属于手太阴经筋的分布范围。

何为经筋

手太阴经筋走向

015 手厥阴经筋

　　手厥阴经筋始于中指，止于膈下。如果其循行范围内出现问题，人体经常会出现麻木、疼痛、转筋等病症。

● 循行路线

　　《灵枢·经筋》原文：手心主之筋，起于中指，与太阴之筋并行，结于肘内廉，上臂阴，结腋下，下散前后挟胁；其支者，入腋，散胸中，结于贲。

　　现代医学解读：手厥阴经筋又名"手心主之筋"。手厥阴经筋起于手中指，与手太阴经筋相并而行，结于肘关节内侧。向上沿上臂内侧结于腋窝下部，向下分散成两片筋区分散分布于胸胁部的前后两侧；其分支经筋走入腋窝后，散布于胸壁之中，结于膈部。手厥阴经筋区域内及其循行路线附近的主要穴位有天池、天泉、曲泽、郄门、间使、内关、大陵、劳宫、中冲等。

● 主司病症

　　《灵枢·经筋》原文：其病，当所过者支转筋，及胸痛、息贲，名曰孟冬痹也。

　　现代医学解读：由于手厥阴经筋分布范围较小，循行路线简单，其主治病症相对来说也较少。其病症主要是沿上肢内侧正中酸楚、麻木、疼痛。此外，在手厥阴经筋循行范围内的某些局部部位也常常出现僵滞不适、转筋及胸部肌肉紧张作痛或绞痛。手厥阴经筋有异常时，胸部的膻中穴有痛感，背上第四胸椎旁的厥阴俞穴有硬块。此时，采用经筋疏通法进行疏通，症状可以得到改善。

● 病变区域

　　前胸筋结区、胁下筋结区、腋下筋结区、上臂内侧筋结区、肘关节前侧筋结区、前臂和腕部前侧正中筋结区、掌中筋结区、中指各节筋结区。

手厥阴经筋的循行路线

手厥阴经筋是分布于手掌和手臂内侧正中的一条经筋，经过腋下散布于前后胸肋部分，与手厥阴心包经联系密切。

图中右手的肱二头肌中间部分，胸腔正前方与腋下的连接部分都归属于手厥阴经筋。右手的第三指指尖，经前臂、上臂至右侧腋窝及肋骨表层，也都属于右手手厥阴经筋。

腋下

胸中

终点：肋部

肘内廉

起点：中指指尖

何为经筋

手厥阴经筋走向图

中指指尖 → 掌心 → 手腕中部 → 前臂中部 → 肘部中间 → 腋下 → 胸中 → 肋部

016 手少阴经筋

手少阴经筋始于小指内侧，终于脐部。如果其循行范围内出现问题，人体经常会出现胸痛、心悸、失眠及神志失常等症。

● 循行路线

《灵枢·经筋》原文：手少阴之筋，起于小指之内侧，结于锐骨，上结于肘后廉，上入腋，交太阴，伏乳里，结于胸中，循贲，下系于脐。

现代医学解读：手少阴经筋起始于小指内侧掌面，沿小指上行，结于腕后豆骨。上行沿尺骨内侧，结于肘关节尺侧。沿手臂内侧上行，至腋下结聚，与手太阴经筋相交，由腋部入胸分布在乳部，上下结聚于胸中，下行经过膈部联系于脐部。手少阴经筋区域内及其循行路线附近的主要穴位有极泉、青灵、少海、灵道、通里、阴郄、神门、少府、少冲等。

● 主司病症

《灵枢·经筋》原文：其病内急，心承伏梁，下为肘网，其病当所过者支转筋、筋痛。

现代医学解读：手少阴经筋主司病症有胸痛、心悸、心痛、心烦、失眠、神志失常，心下积块如有压迫感，肘关节不能正常屈伸，上肢内侧酸楚、疼痛、麻木及手心热痛等。当身体出现以上所述症状时，可以采用经筋疏通法以疏通气血，使气血流通顺畅，消除病痛。

● 病变区域

手少阴经筋范围内，常出现病变的区域有：小指指节筋结区、手掌内侧区域、腕部内侧及前臂内侧筋结区域、肘部内侧筋结区域、腋下筋结区域、前胸下部筋结区域和肚脐周围筋结区域。

手少阴经筋的循行路线

手少阴经筋分布于手臂内侧，附着于胸椎的第五肋附近，并从腋下分散进入胸腔内部，与手少阴心经联系密切。

起于小指指尖上，经小鱼际肌、锐骨、前臂、肘后廉、腋下至胸腔内部都属于手太阴经筋的范畴。

何为经筋

- 胸中
- 腋下
- 肘后廉
- 终点：脐
- 锐骨
- 起点：小指

手少阴经筋走向图

小指指尖 → 掌后锐骨 → 尺骨内侧 → 肘关节内侧 → 腋下 → 胸中 → 乳部 → 膈部 → 脐部

经筋特点示例图

经筋具有约束骨骼、连接四肢百骸、维系联络各组织器官的作用。如果说人体像一座建筑的话，那么经筋系统就好比这座建筑中的钢筋混凝土，连接和支撑着人的形体。下面以人体右臂的手少阳经筋和手少阳三焦经为例说明经筋的特点。

经筋的特点
- 经筋的走向大致与经脉的走向相合，但略有不同。
- 经筋分布均起始于四肢末端，向躯干头面循行。
- 经筋在循行途中如果遇到关节或者筋肉聚集的地方就会结合、联结。

右臂手少阳经筋标注：腋下、肘后、腕、天髎

| 右臂手少阳经筋 | 手少阳三焦经脉 |

第二章

什么是经筋疗法？

经筋疗法，是发掘中医经筋学，结合"经筋医术"而成的一种新型非药物疗法。中医认为"经筋"是经络的连属成分，即经络的内涵之一。经筋疗法是通过手法在确定病位病性的基础上，调整人体，使其达到平衡状态，通过舒理经筋而达到治疗目的。本章主要介绍了经筋疗法的发展简史，经筋疾病的致病原因、临床表现、治疗原则和治疗手法等内容。

017 经筋疗法简史

> 经筋疗法是一种传统的中医治疗筋伤的方法，古人在生活当中难免会遇到跌打损伤之类的病痛，而在与各种经筋疾病斗争的过程中，总结出了一套治疗筋伤、消除病痛的有效方法，这就是经筋疗法。

经筋疗法起源于春秋战国时期，距今已有两千多年的历史。在《黄帝内经》《备急千金要方》《金匮要略》《医宗金鉴·正骨心法要旨》等历代中医典籍中均有关于经筋疗法的明确记载。

东汉医圣张仲景在其《金匮要略》中论述："转筋之为病，其人臂脚直，脉上下行，微弦，转筋入腹者，鸡屎白散主之。"

西晋皇甫谧所编著的《针灸甲乙经》中有关于经筋疗法的全面论述。

隋朝巢元方所著的《诸病源候论》中有"伤绝经筋，荣卫不循行"等有关经筋的论述，并且在书中每卷之末均附有具体的经筋疗法。可见当时经筋疗法作为一种预防和治疗筋伤的重要手段是十分盛行的。

唐朝孙思邈所著的《千金要方》不仅记述了大量筋伤疾病，而且特别归纳出擦、捻、抱、推、振、打、顿、捺等治疗手法，对经筋疗法的发展做出了巨大贡献。

经筋疗法在宋朝有了很大发展，此时期的《伤寒明理论》《永类今方》《世医得效方》等医学著作都不同程度地论述了经筋和经筋疗法，得出治疗筋伤早期宜活血化瘀、中期宜养血舒筋、后期当培元固肾等原则。

元明清各代，中医学的研究方法受中国古代哲学和伦理学的影响，经筋理论没有引起足够的重视和传承，经筋疗法也被视为愚笨粗俗的体力劳动而遭到鄙弃。

到了近代和现代，经筋疗法又得到了大力发展，形成了众多的流派，可谓历久弥新。经筋疗法因其效果显著、经济方便、无毒副作用，在理论和实践上都得到了很大发展。

经筋疗法发展历史简表

经筋疗法有着非常悠久的历史，关于经筋疗法的记载最早可以追溯到春秋战国时期。经过两千多年的发展，经筋疗法已经发展成为一种可以治愈众多疾病的手段。

1. 春秋战国
《黄帝内经》中专立"经筋"篇，全面介绍了十二经筋的分布和经筋治疗手法。

2. 东汉
医圣张仲景在《金匮要略》中详细论述了经筋疾病的具体病症。

3. 西晋
皇甫谧所编著的《针灸甲乙经》中有关于经筋疗法的全面论述。

4. 隋朝
巢元方所著的《诸病源候论》中曾有"伤绝经筋，荣卫不循行"等有关经筋的论述，并且在书中每卷卷末均附有具体的经筋疗法。

5. 唐朝
孙思邈所著的《千金要方》不仅记述了大量筋伤疾病，而且特别归纳出擦、捻、抱、推、振、打、顿、捺等治疗手法，对经筋疗法的发展做出了巨大贡献。

6. 宋朝
宋代的《伤寒明理论》《永类今方》《世医得效方》等医学著作都不同程度地论述了经筋和经筋疗法，得出筋伤早期宜活血化瘀、中期宜养血舒筋、后期当培元固肾的治疗原则。

7. 元明清各代
中医学的研究方法受中国古代哲学和伦理学的影响，经筋理论没有引起足够的重视和传承，经筋疗法也被视为愚笨粗俗的体力劳动而遭到鄙弃。

8. 近代和现代
因经筋疗法效果显著、经济方便、无毒副作用而重新得到重视，在理论和实践上都得到了很大发展。

018 经筋有问题，后果很严重

经筋是一道刚强柔韧的防护墙，保护着隐藏于其下的脏腑和经络。人体的经筋一旦出现问题，必然会阻滞相关范围内的经脉运行，从而引发经筋疾病。

● 局部症状

经筋疾病会引发局部关节或筋肉的酸楚、疼痛、麻木、肿胀、肌肉痉挛及关节活动受限等症状。疼痛或麻木是机体对经筋损伤产生的一种反应，不同程度、不同性质的疼痛和麻木都能反映出不同类型的经筋疾病。如跌打损伤等急性外伤常常产生剧烈的自发性刺痛；慢性劳损一般会产生隐隐酸痛，并且劳累后疼痛加剧。

急性外伤常常在局部会有比较明显的肿胀，有些损伤还会出现瘀斑；慢性劳损会产生炎症，有时也可能出现水肿。急性外伤导致的肿胀多为局限性，慢性劳损引起的肿胀多为弥漫性。

● 一般症状

经筋疾病的一般症状为酸胀、麻木、困倦、疲乏、痹痛、重滞、乏力及不同程度的功能障碍。目前，临床上常见的软组织损伤、韧带拉伤、关节扭挫伤等都属于经筋疾病的范畴。

● 特殊症状

经筋受到外邪侵袭后会累及经脉及其所属的脏腑，从而产生一些特殊的症状。这些特殊症状被古人称为"息贲""伏梁""目不合""维筋相交"等。其中，"息贲""伏梁"与西医中的肺气肿、支气管扩张、膈肌痉挛等症状相似，"维筋相交"与西医中的脑神经损伤后遗症极为相似。

除此之外，经筋疾病还会导致其他比较特殊的症状。

1. 筋性疲劳综合征：由肌筋广泛性挛缩导致的全身性疲劳。有时还会伴随眩晕、头痛、神志异常、失眠及胸腹不适等症状。
2. 筋性眩晕：头面部的肌筋收缩失衡会导致患者头晕目眩，产生摇晃感。
3. 隐筋症：各种隐蔽的肌筋病变会导致临床上的疑诊和误诊。
4. 筋凝症：肌筋长期挛缩会导致筋凝症，类似于现代医学中的肌凝块症。
5. "冷症"：局部经筋病变会导致肌筋周围气血凝滞，使患者觉得局部冰冷。
6. 筋紧张综合征：广泛性的肌筋劳损和筋膜劳损导致的肌筋挛缩反应。

预防经筋疾病的实用方法

药浴增强抵抗力

人体的皮肤、汗腺、皮脂腺等体表组织，是抵御外邪侵袭的屏障。中药药浴疗法可以通过皮肤吸收药物，改善皮肤生态系统，增强人体抵御外邪侵袭的能力，达到保健经筋的目的，是一种既经济又实用的方法。

药浴的步骤

1 溶解：用十倍于药包（用市场上很常见的药包即可）的开水浸泡5~10分钟。

2 调好水温：根据自身耐性将水温调至39~45℃，并在泡浴过程中适当调整温度。

3 把溶解好的药包和药水同时倒入浴缸之后，用手揉捏药包，把里面的有效成分挤压出来。

4 在个人承受范围之内，尽量多坚持一段时间，最好达到10分钟以上，直到发现身体有变化再休息；也可以采用中间休息2~3次，每次休息3分钟的方法来缓解身体不适，只要累计泡浴时间达到30分钟即可。

食疗防治慢性劳损

慢性劳损导致的经筋疾病中，以中老年人居多。本病应以调养为主，除适当休息外，日常宜多食具有补肾、健脾、养血的食物。对于慢性劳损，有以下食补方剂可供使用。

枸杞羊肾粥	枸杞叶250克，羊肾去筋膜1个，粳米60克，葱白4段，生姜、花椒、盐、酱油等各少许。 先将枸杞叶入锅加水1000毫升，煮开取汁500毫升。放入去筋膜的羊肾、粳米、葱白、生姜、花椒，并以个人口味酌情加入调味品。文火煮开后，服羊肾，喝粥。本方补肾强腰、养护脾胃，适用于肾虚腰痛。
板栗仁	干板栗仁7枚，每日吃2次，可搭配猪肾粥服用。可缓解肾虚、腰膝酸软疼痛等症。
芝麻核桃糊	炒芝麻250克，核桃仁250克。 将炒芝麻及核桃仁研末，加适量水、白糖搅匀，空腹服。每次9克，每月3次。适用于肾虚腰膝酸痛。

019 经筋疾病的致病因素

经筋对于保持人体正常的运动功能发挥着关键作用。只有对经筋疾病的发病原因有了确切的掌握，才能在生活中更好地预防和治疗经筋疾病。

● 外邪侵袭

在中医理论中，风、寒、暑、湿、燥、火等"外邪"入侵机体时就会引发经筋疾病。风、寒、湿、火是较常见的致病"邪气"，而其中的寒邪更是经筋病最常见的致病因素。

● 跌打损伤

碰撞、扭挫、跌打等外在力量作用于机体筋肉的时候，会使肢体关节周围的经筋过度扭曲或牵拉，从而引起扭伤、肿胀、错位甚至撕裂等病变，进而导致气滞血瘀，筋气失调。跌打损伤导致的筋伤常表现为关节周围肿胀疼痛，关节运动障碍，瘀血壅滞局部等症状。若不及时医治，瘀血会停留在受伤的经筋部位，导致受损部位筋肉挛缩，变为慢性劳损。

● 慢性劳损

慢性劳损是经筋病最常见的病因之一，人体某一部位因长时间的过度劳累所致的肌肉、筋膜、韧带、骨质与关节等组织的损伤，即称为慢性劳损。

● 脏腑亏虚，气血不足

脏腑亏虚会导致气血津液不足，影响经筋的正常功能，从而形成宗筋弛纵、四肢不利的病变。如肝脏亏虚会引发全身筋膜失养，可导致手足振颤、肢体麻木、屈伸不利等症状。

另外，气血流通于经脉之中，濡养着经筋，如果气血不足，筋肉失养，就会导致经筋痿软，引发经筋疾病。

经筋疾病的致病原因

外邪侵袭

中医理论中，风、寒、暑、湿、燥、火等侵害人体的六种"外邪"被称为"六淫"，是导致人体产生经筋疾病的主要原因。如果"外邪"不去，就会羁留于肌肤筋肉之间，导致人体气血凝涩不通、筋肉失养、经筋挛缩不解，从而发展为筋肉酸楚、疼痛、麻木、拘挛、强直等病症。

跌打损伤

跌打损伤也是经筋疾病常见的致病因素，当这些外在的力量作用于机体筋肉的时候，就会导致筋肉过度扭曲、牵拉而产生经筋疾病。若不及时医治，瘀血会停留在受伤的经筋部位，导致受损部位筋肉挛缩，变为慢性劳损病变。

慢性劳损

人体经筋长期的慢性劳损会降低筋肉的韧性活力，持久过度用力或强迫体位都可导致经筋拘急，筋膜失养，关节不利，从而引起一些劳损性的经筋疾病，如枕头过高、经常穿高跟鞋等都会引起脊柱慢性损伤而致病。

020 经筋疗法的功效

> 研究表明，经筋疗法外可以用于筋肉、骨骼和关节的损伤，痹、痿、瘫、疼痛、麻木等病症；内可以调节脏腑气血、虚实、阴阳，诸如脾胃运化不良、腹腔胀满作痛、便秘等常见症状，是中医临床比较实用的治疗手法。

经筋疗法是通过揉、按、推、拿等方法刺激穴位和筋肉以缓解病痛、治疗筋伤的中医治疗手法，主要有以下4种作用。

● 松解经筋，畅通气血

许多经筋病症都是由于气血凝滞不通造成的。人体的四肢百骸和五脏六腑都受气血濡养，一旦气血瘀滞，人体的经络就会受阻，从而导致相应部位的瘀肿疼痛。所谓"通则不痛"，经筋疗法通过揉、按、推、拿等手段可以促进人体血液循环，增进代谢物和瘀肿的吸收，消除筋伤部位的肌肉痉挛，使经筋得到气血的濡养，以缓解和祛除病痛。

● 宣通散结，剥离粘连

人体遭受外伤或者风、寒、湿邪入侵都会导致患部组织充血、粘连、肿胀，以致形成筋结。经筋疗法可以宣通散结，剥离粘连的经筋，使紧张的肌肉得到放松，消除经筋的痉挛以消除炎症。

● 整复移位

经筋不同程度的错位是经筋疾病的常见病症，如筋出槽、骨错缝等，这些都是导致身体局部病痛的原因。经筋疗法可以通过理筋整复等手法及时对其进行纠正和整复，使筋脉复位，气血畅通，以促进受损组织的恢复。

● 强筋健体，防治痿废

除了用于消瘀、行滞、散肿、止痛之外，经筋疗法对松解筋肉、增进血液循环、防止肌肉萎缩废用也有独特的效果。当人久病体虚或者年老体衰的时候，人体的气血运行就会出现迟滞、凝瘀，从而导致血不荣筋、肌肉萎缩、困倦无力。经筋疗法不仅可以疏通经络，加速人体血液循环，增进人体新陈代谢，使筋肉得到气血濡养，而且能使机体恢复结构平衡、激发自愈能力，达到人体内在各组织之间生理机能的自然和谐，维持人体健康状态。

021 四招让你快速诊断经筋疾病

望、闻、问、切是中医诊断疾病的常见方法，经筋疾病的诊断方法正是基于中医学的四诊并对其有所创新而形成的。诊断疾病并不是医生的专利，只要读者掌握了基本的诊断原理，就可以轻松诊断各种经筋疾病。

● 经络望诊

经筋发生病变时，会在相应的循行部位表现出一些病理变化，比如经筋循行部位的色泽、润燥和组织形态等方面会表现出病变的状态。经络望诊就是通过观察这些变化来诊断经筋疾病的。

经络望诊包括望脸、望全身、望脚掌背、望五官，以观察这些部位是否对称，经筋通路上是否有色斑、肿胀、肿块，以及血管是否扩张、皮肤是否粗糙等。

● 闻诊

听患者的说话声、走路声以判断相关病情，还可以借助听诊器听患者受伤部位的骨擦声等。

● 问诊

问诊主要是了解患者的症状（如疼痛、肢体功能受限或丧失等，以及伤病的部位、性质和程度等）、治疗经过、既往疾病史、家族史和生活习惯等方面的情况。

● 经穴触诊

因为人的体表有病可以通过经络反映到有关脏腑，而脏腑有病也可以通过经络反映到体表的相应部位，所以在一定的经筋循行部位或有关腧穴上进行触扪、按压就可以判断病症的部位和程度。

主要包括以下内容：① 触摸经筋循行部位是否有结节、条索、疼痛、酸胀，以及脏腑器官的功能是否障碍；② 触摸和观察四肢及躯干的粗细、长短，观察四肢和躯干的灵活性，以及俯仰、屈伸、旋转、举抬、外展等功能是否正常。

此外，也可以采用 X 线、CT 和核磁共振及其他方法来检查经筋部位的病变。

依据患者的主述和望、闻、问、切四诊，再通过检查相关经筋通道的酸、痛、麻、胀、条索、结节等各种病症，很容易就能判定受阻不通的经筋。然后就可以顺着受阻经筋的走向进行检查，以了解相关肌腱、韧带上的异常点，找出造成结构失衡的原因，明确诊断，从而进行对症治疗。

022 按法 一学就会的理筋手法（一）

具体来说，经筋治疗的基本手法有按法、推法、点法、叩击法、揉法、拿法、滚法、摇法、拨法、擦法、传导法、反射法等12种治疗手法。不同的手法有其不同的施治范围和临床作用，读者若能熟练掌握这几种治疗手法，就可以在治疗经筋疾病的过程中起到神奇的疗效。

按法是指利用肢体某个部位，如指尖、手掌或肘部，在患者身体适当部位有节奏地按压的手法。根据按法的不同可以将其分为指按法、掌按法和肘按法。

指按法

动作要领	用拇指端或指腹按压筋结区，应以轻柔和缓的力度按压。
适用范围	指按法力道轻柔，适用于按压经筋上的穴位和头面部的经筋。

掌按法

动作要领	用手掌掌根或大鱼际部按压筋结区域，如果想要增加力道，可用双手掌根重叠按压。
适用范围	掌按法按压力度强，作用面积大，适用于按压腹部、肩胛、腰背部及下肢肌肉丰厚的部位。

肘按法

动作要领	屈肘，以肘尖为作用点来按压相关经筋区域，应以患者能够耐受为限度。
适用范围	肘按法压力较大，刺激性较强，对解除肌肉瘀滞效果较好，适用于下肢、腰背部的按压。

按法在操作中的注意事项

按法操作时着力部位要紧贴体表，不可移动，用力要由轻而重，不可用暴力猛烈按压。按法常与揉法结合应用，组成"按揉"复合手法，即在按压力量达到一定深度时，再作小幅度地缓缓揉动，使手法刚中兼柔，既有力又柔和。

023 点法和滚法 一学就会的理筋手法（二）

点法和滚法是两种很常用的理筋手法。点法是指以拇指指尖或屈指用力点按的手法；而滚法则是以微屈的手掌在相应的身体部位进行滚动的手法。

点法

点法是指以拇指指尖或者屈指用力点按筋结区的手法，具有开通闭塞、活血止痛的作用。

拇指端点法

动作要领
手握空拳，拇指伸直并紧贴于食指中节的桡侧，以拇指端为着力点，点压于治疗部位。

屈拇指点法

动作要领
单手握拳，拇指屈曲抵住食指中节的桡侧，以拇指指间关节桡侧为着力点按压于治疗部位。

屈食指点法

动作要领
单手握拳并突出食指，用食指近节指间关节为着力点按压于治疗部位。

适用范围	点法力点深透，可达筋骨深处或者脏器，以手指点压某条经筋，患者会有酸胀、麻木或者热、凉之感，可传导到肢体远端。点法常用于穴位或筋肉较薄的骨缝处，经常被用来治疗各种病症。
点法与指按法的区别	其区别在于指按法以指腹用力按压，而点法的用力部位则是指峰或者屈指之后的指关节。另外，按法的力道最多可达筋肉，而点法比按法力点深透，其力点可达筋骨深处或者脏腑。

滚法

滚法就是以微屈的手掌在相应的身体部位进行滚动的手法，要求将小鱼际固定于体表，微屈四指，以腕部带动前臂在患处进行连续不断的滚动。滚法接触面广、施加压力大，适用于肩、背、腰、臀及四肢等肌肉较丰厚的部位。

手掌鱼际部位
手掌背下方肉厚处，即图中所示网格状处。

动作要领
①手指自然屈曲呈弧形，放于患处。②以小鱼际为着力点，以腕部带动前臂做前后旋转运动，进行连续不断的滚动。③滚动时用力要均匀，不可跳动或拖来拖去。④动作要协调而有节律，不可忽快忽慢或时轻时重。

什么是经筋疗法

024 推法 一学就会的理筋手法（三）

施治者用掌根、拳、肘等部位着力于筋结区域进行单方向的直线移动，此种经筋治疗手法就叫推法。推法可舒筋活络、分离粘连、兴奋肌肉，适用于人体各部位。推法可以分为指推、掌推、拳平推、肘推等。

指推法

动作要领	循着经筋的走向，以拇指指腹为着力点作用于治疗部位，其余四指并拢作支点以支持拇指发力。
适用范围	指推法可用来治疗脘腹胀满，以及颈、肩、腰、腿等部位的疼痛，治疗落枕尤为有效，适用于腰、背、胸、腹及下肢等部位。

掌推法

动作要领	以掌根为着力点按压于患部，沿着经筋走向缓缓推移，需要增大压力时，可用两手一起压在患部缓慢推进。
适用范围	适用于腰、背、胸、腹及下肢等部位，能够缓解痉挛、促进循环。

拳平推法

动作要领	握拳，以食指、中指、无名指和小指的近节指间关节为着力点按压于患部，缓慢向前推移。
适用范围	拳平推法力度较强，适用于腰背部、臀部、四肢等肌肉丰厚的部位。

肘推法

动作要领	以肘尖为着力点按压于患部，在对患部保持一定压力的同时缓慢推移。
适用范围	肘推法力道强劲，适用于背部脊柱两侧的经筋，常用来治疗腰背风湿、强直性脊柱炎等病症。

025 叩击法 一学就会的理筋手法（四）

叩击法是又一种重要的经筋治疗手法，是指用施术者的拳背、掌根、手掌小鱼际或指尖等部位有节奏地敲打体表的手法。按照发力部位的不同，叩击法又可分为侧击法、拳击法、掌击法和指尖击法四种。

侧击法

动作要领	手指自然伸直，腕略背屈，用单手或双手小鱼际部击打体表，可以用两手一起一落交替进行。
适用范围	侧击法常用于对腰背及四肢部位的叩击。

掌击法

动作要领	手腕伸直，用掌根部叩击体表。
适用范围	掌击法常用于头顶、腰、臀及四肢等部位。

拳击法

动作要领	空拳，腕伸直，以拳背平击体表。握拳时要放松，手指与掌间略留空隙，可以两拳交替叩击。
适用范围	拳击法常用于肌肉丰厚处，如腰腿部和肩背部等部位。

指尖击法

动作要领	手掌放松，以手指指端轻轻敲击患处，有如雨点下落。
适用范围	指尖击法力道轻柔，常用于头面、胸腹等部位。

什么是经筋疗法

026 揉法和拿法 一学就会的理筋手法（五）

揉法是指用手贴着患者皮肤，做轻微旋转活动的经筋手法，通常以手掌大鱼际、掌根或手指指腹在向下按压的基础上，进行转动。揉法具有消瘀祛积、宽胸理气、消食导滞、活血通络等的作用，对于局部痛点的疗效十分显著。此外，腹部揉法还对脏腑疾病有显著的治疗效果。

拿法就是用手把适当部位的皮肤稍微用力拿起的治疗手法。拿法刺激性较强，常与滚法配合应用，治疗头痛、项强、四肢关节肌肉酸痛等症。临床应用时，拿后需配合揉摩，以缓解刺激引起的不适之感。

● 揉法

掌揉法

动作要领	手腕放松，掌根着力，在向下按的同时，以腕关节带动前臂做小幅度的旋转运动。
适用范围	掌揉法着力面积较大，刺激缓和舒适，适用于全身各部位。

大鱼际揉法

动作要领	肩部放松，以大鱼际为着力点，用腕关节带动前臂一起做旋转运动。
适用范围	此法轻快、柔和，多用于头面部，常用来缓解头晕、头痛、失眠等疾病。

● 拿法

动作要领	放松肩臂和手腕，以指峰和指面为着力点，稍带有揉捏的动作，用力要轻柔，不可突然用力。
适用范围	拿法主要用于治疗颈项部、肩背部及四肢的筋伤。

拿法的注意事项

（1）操作时肩臂要放松，腕要灵活，以腕关节和掌指关节活动为主。

（2）操作动作要缓和，有连贯性，不能断断续续。

（3）注意拿捏时间不宜过长，次数不宜过多。

027 摇法 一学就会的理筋手法（六）

摇法就是运用各种方法使关节产生环形运动的治疗手法。摇法可分为头颈部摇法、肩关节摇法、髋关节摇法和踝关节摇法。摇法有调和气血、滑利关节等的作用，主要适用于四肢关节、颈项、腰部等。常用于颈椎病、落枕、肩周炎、四肢关节扭挫伤等各种关节疼痛、屈伸不利等症。

头颈部摇法

动作要领	一手托住患者下颌，另一手扶住其头顶，双手以相反方向缓慢地摇动头部，左右各数次。
适用范围	头颈部摇法常用于医治颈椎病、落枕和颈项部软组织扭挫伤等症。

肩关节摇法

动作要领	一手扶住患者肩部，另一手托握住其腕部或肘部，然后摇动肩关节，做逆时针或顺时针方向的转动。
适用范围	肩部摇法常用来医治肩部筋伤，如肩关节疼痛、肩周炎、肩部扭挫伤等。

髋关节摇法

动作要领	一手握患者踝部，另一手扶按其膝关节，两手协调，使髋关节沿顺时针或逆时针方向转动。
适用范围	髋部摇法常用于治疗髋部疼痛、髋关节活动不利等症。

踝关节摇法

动作要领	一手托住患者足跟，另一手握其踝趾关节处，使踝关节做顺时针或逆时针环转运动。
适用范围	踝关节摇法常用于治疗踝关节疼痛、踝关节活动受限，如踝扭伤等症。

什么是经筋疗法

028 擦法和拨法 一学就会的理筋手法（七）

擦法是指用手部的某个部位在皮肤上来回摩擦的一种手法。按发力部位的不同，又可分为掌擦法、大鱼际擦法和小鱼际擦法三种。

拨法，是指用手指在沿着与肌肉纤维垂直的方向来回拨动的一种手法。

● 擦法

掌擦法

动作要领	手指平伸，以掌面紧贴皮肤，做上下或左右方向连续不断的直线往返摩擦。
适用范围	适用于肩、背、胸腹部等面积较大而又较为平坦的部位。

大鱼际擦法

动作要领	手指并拢，弯曲呈虚掌，用大鱼际及掌根部紧贴皮肤，做直线往返摩擦运动。
适用范围	此擦法作用面积小，适用于四肢部位，尤其适用于上肢的筋伤。

小鱼际擦法

动作要领	平伸手指，用小鱼际紧贴皮肤，做直线来回摩擦。
适用范围	适用于治疗肩、背、腰骶及下肢等部位的筋伤。

● 拨法

动作要领	拇指用力，或拇指固定而其他四指用力，与经络循行方向成一定角度，或顺其走向平行拨动，弹拨肌束和肌腱。
适用范围	拨法适用于全身各部位，常与其他手法配合治疗各种筋伤。

拨法的注意事项

（1）拨动的方向要与肌纤维的走向垂直。
（2）速度要均匀，不可时快时慢。
（3）力度要柔和，先由轻到重，再由重到轻。

029 坚持三项施治原则不动摇

> 任何疾病的治疗手法都有其施治原则，诊治疾病要在这些原则的约束下进行，以确保该手法能够最大限度发挥其优势。与中医其他治疗方法一样，经筋疗法也有很多自身特殊的治疗原则，治疗经筋疾病要在这些原则的指导下进行。

● 整体观和辨证论治

经筋体系虽然是一个相对独立的系统，但在施治时却必须以整体观为主。经筋疾病虽有筋结出现，但仍需全面综合分析，找出病理本质，才能达到事半功倍的效果。

经筋系统的组成相当于现代医学的运动系统，治疗经筋疾病的时候要有筋骨并重的思想。筋伤与骨伤关系密切，两者可能同时发生，也可能单独发生却相互影响。所以，以筋病与骨病辨证论治就可起到"骨正筋柔，气血畅流"的效果。

● 以痛为腧

经筋疗法的施治应该以筋结之处为腧，而不必拘泥于具体经穴和经筋的具体走向，经筋所至，主治所及。

经筋上的结节是邪气在人体经筋中聚结之所，在病理状态下具有反映疾病的作用，这些筋结是防治经筋疾病的刺激点。根据解剖学观点，筋结往往在筋膜、肌肉的起止点和交界、交错之处，日常活动中所受压力较大，长期摩擦容易受伤，并且这些地方筋膜神经末梢分布丰富。损伤之后的筋结部位可能会有肌纤维断裂、韧带剥离、软组织粘连或纤维化等病理变化。大多数筋结就是损伤的部位，因此在治疗经筋疾病过程中一定要认真寻找筋结，力求定位准确，不要被大范围的扩散痛和传导痛所迷惑。

另外，由于经筋的循行大多与经脉相伴行，且受经脉气血濡养和调节，因此许多经穴也可治疗经筋疾病。有时也可根据需要，选择适当的经穴辅助治疗。

● 以通为用

机体疼痛与组织缺血、缺氧密切相关。筋结必然会导致瘀滞，瘀滞一久，气血会失运，经脉就不能通畅运行，进而脏腑的正常功能就会受到影响。治疗经筋疾病应根据不同筋结类型灵活施治，或按或揉，或补或泻，直达病所，消散筋结，使骨入其位、筋归其槽。

030 经筋疗法的适应症和禁忌症

经过数千年的积累和发展,经筋疗法已经发展成为一种非常成熟的中医治疗手法,经筋疗法治疗疾病的范围也变得越来越广泛。尽管如此,经筋疗法也有其治疗范围的限制,只有搞清楚经筋疗法的适应症和禁忌症,经筋疗法的疗效才能在具体施治过程中得到真正发挥。

经筋疗法的适应症

① 各种原因引起的经筋病症:急性筋伤、慢性筋伤、风寒湿邪侵袭致伤等。

② 疼痛性疾病:偏头痛、面瘫、肩周炎、不明原因胸痛、不明原因头晕、不明原因上肢发麻、急慢性腰肌劳损、网球肘、腹部手术后引起的肠粘连,以及各种仪器无法检测的其他疼痛病症。

③ 脊柱损伤性疾病:强直性脊柱炎、腰椎间盘突出、颈椎病、颈椎骨质增生、落枕等。

④ 机能衰退性疾病:关节炎、坐骨神经痛、慢性膝关节风湿痛、类风湿性关节炎等。

⑤ 生殖泌尿系疾病:月经不调、痛经、乳腺增生、内分泌失调、前列腺炎、阳痿等。

⑥ 运动功能障碍性疾病:脑卒中、偏瘫、脑瘫、肌肉萎缩变形等。

⑦ 某些后遗症:中风后遗症、车祸后遗症、意外损伤后遗症、脑病肢体后遗症等。

⑧ 其他各种比较常见的亚健康状态,如疲劳综合征、失眠、头痛、眩晕、疲乏等。

经筋疗法的禁忌症

① 各种有出血倾向的疾病,如血小板减少性紫癜、血友病等患者慎用。

② 有严重器质性病变患者、妊娠期和月经期女性、年老体弱者及婴幼儿等慎用。

③ 施治区域有皮肤病或者施治区域有开放性创伤的患者慎用。

④ 关节或软组织肿瘤、各种化脓性感染疾病、急性传染病患者慎用。

⑤ 精神病、水肿、心力衰竭、活动性肺结核等患者慎用。

⑥ 极度疲劳、饱食、饥饿等状态下慎用。

第三章

十二经筋疏通疗法

中医在疾病的治疗和预防上有"上工治未病"的说法,意思是医术高明的医生并不是擅长治病的人,而是指能够指导人们积极预防疾病的人。所以,人们在生活中需要时刻注重养生保健,将疾病扼杀在萌芽状态,从而达到强身健体、健康长寿的目的。本章着重介绍了十二经筋疏通法,通过各种按揉手法治疗经筋病症。

031 十二经筋疏通法

中医认为，如果人体某处出现经筋瘀结、经脉不畅，必然受病，此即所谓"不通则痛"。所以经筋保健养生的一项重要内容就是疏通十二经筋，打通人体气血运行通道，使全身的筋肉得到气血的滋养，从而达到健身强体的目的。

手太阴经筋疏通法

中府穴
胸前壁的外上方，前正中线旁开6寸，平第1肋间隙处

天府穴
位于臂内侧面，肱二头肌桡侧缘，腋前纹下3寸处

尺泽穴
肘横纹中，肱二头肌腱桡侧凹陷处

列缺穴
前臂桡侧缘，腕横纹上1.5寸。简便取穴法：两手虎口交叉时食指尽处

太渊穴
仰掌，腕横纹之桡侧动脉搏动处

鱼际穴
第1掌骨中点桡侧，赤白肉际处

疏通步骤

第一步	患者取坐位或仰卧位，按缺盆穴，推中府穴。用大拇指从胸锁关节向肩锁关节推揉，再按揉肩前喙突处1～3分钟。
第二步	手托起患者肘部并固定，另一手沿着手太阴经筋循行路线，从尺泽穴按揉至太渊穴，反复进行3～5遍。然后再横向弹拨、纵向推擦前臂外侧的筋肉，操作1～2分钟。
第三步	点按列缺穴，按揉鱼际穴后部，反复操作3～5遍。然后揉捏大拇指掌指关节、指间关节及手指末端各约10秒。

手阳明经筋疏通法

迎香穴
面部，在鼻翼外缘中点旁开，当鼻唇沟中

巨骨穴
在肩端上，当锁骨肩峰端与肩胛冈之间的凹陷处

曲池穴
屈肘成直角，在肘横纹外侧端与肱骨外上髁连线中点

阳溪穴
位于腕区，腕背侧远端横纹桡侧，桡骨茎突远端

合谷穴
在第1和第2掌骨之间，当第2掌骨桡侧中点处

疏通步骤

第一步	两手同时按揉患者两侧鼻旁（迎香穴附近）、下颌关节（颊车穴和下关穴附近）、太阳穴和前额角各5~6秒。
第二步	两手先从上至下拿捏胸锁乳突肌及肩井穴附近筋肉，两手交替纵向推双侧颈部大筋1~2分钟。
第三步	按揉并拿捏患者肩峰及肩锁关节处，然后再点按、推擦肩胛骨后缘及对应胸椎棘突旁1~3分钟。
第四步	根据手阳明经筋的循行路线，从肩髃穴至曲池穴进行按揉，反复操作3~5遍，然后横向拿捏上臂外侧三角肌1~2分钟。
第五步	操作者一手手指扣住患者腕部阳溪穴和太渊穴，另一手握住患者手指，旋转摇摆腕部，持续3分钟。然后按阳溪穴、推合谷穴，再按揉掌指关节、指间关节和手指末端两侧，操作3~5分钟。

十二经筋疏通疗法

手少阴经筋疏通法

极泉穴
腋窝正中,腋动脉搏动处即是

少海穴
屈肘,当肘横纹内侧端与肱骨内上髁连线的中点处

神门穴
腕横纹尺侧端,尺侧腕屈肌腱的桡侧凹陷处

少府穴
位于手掌面,第4、5掌骨之间即是

少冲穴
在手小指末节桡侧,距指甲角0.1寸

疏通步骤

第一步	操作者一手托住患者患肢肘部并抬起上臂,另一手点按极泉穴2~3分钟,以出现酸麻感为止。
第二步	沿着上臂内侧手少阴经筋循行路线,从极泉穴按揉至少海穴,反复按揉3~5遍。
第三步	操作者一手拇指扣住患者肱骨外上髁、中指扣住肘部鹰嘴上、小指及无名指扣住肱骨内上髁处,另一手对肱骨部位的经筋进行横向弹拨、按揉和拿捏。
第四步	操作者一手以拇指和食指相对扣住患者后溪穴和少府穴,另一手从前臂内侧沿着经筋走向,从少海穴至神门穴反复按揉3~5遍,随后横向推拿、弹拨前臂尺侧经筋。

手厥阴经筋疏通法

曲泽穴
在肘横纹中,当肱二头肌腱的尺侧缘

劳宫穴
位于人体的手掌心,当第2、3掌骨之间偏于第3掌骨。简便取穴法:握拳屈指时,位于中指和无名指指尖处

疏通步骤

第一步	患者取坐位或仰卧位,操作者将患者手臂抬起,用拇指、食指或者中指指尖按揉手厥阴经筋在腋下的循行区域。
第二步	以大小鱼际或者掌根部推揉手厥阴经筋在胸部的分布区域。
第三步	沿患者上臂内侧手厥阴经筋的循行路线进行按揉,直至曲泽穴,反复进行3~5遍,然后再横向弹拨上臂肱肌。
第四步	操作者以拇指和食指、中指相对应,掐按患者掌心劳宫穴,持续约30秒。

十二经筋疏通疗法

手太阳经筋疏通法

听宫穴
在面部，耳屏正中与下颌骨髁突之间的凹陷中

肩井穴
肩部，前直对乳中，当大椎穴与肩峰端连线的中点

天宗穴
在肩胛区，肩胛冈中点与肩胛骨下角连线上 1/3 与下 2/3 交点凹陷中

阳谷穴
在手腕尺侧，当尺骨茎突与三角骨之间的凹陷处

腕骨穴
在手掌尺侧，第 5 掌骨基底与三角骨之间的凹陷处，赤白肉际

后溪穴
微握拳，第 5 指掌关节后尺侧的远侧，掌横纹头赤白肉际处

前谷穴
位于人体的手掌尺侧，微握拳，当小指本节（第 5 指掌关节）前的掌指横纹头赤白肉际

疏通步骤

第一步	患者取坐位，操作者两手同时按揉患者两侧耳部周围的经筋，然后再按揉太阳穴5～6秒。
第二步	患者保持坐位，从耳后沿着颈椎两侧横突从上至下按揉到颈根处，反复按揉3～5遍。
第三步	操作者一手扣住患者后溪穴和合谷穴附近，另一手沿着手太阳经筋的循行路线，从上至下按揉肩井穴和天宗穴，反复进行3～5遍，然后再对患者肩部的手太阳经筋进行揉捏。
第四步	操作者一手扣住患者后溪穴和合谷穴附近，另一手沿着前臂后侧的手太阳经筋从小海穴至阳谷穴进行推揉，反复进行3～5遍。
第五步	操作者一手握住患者阳谷穴和神门穴附近，另一手牵拉、揉捏小指和无名指，持续2～3分钟。

手少阳经筋疏通法

头维穴
在头侧部,当额角发际上0.5寸,头正中线旁4.5寸

下关穴
面部耳前方,当颧弓与下颌之间的凹陷处

肩髎穴
人体肩部,肩髃穴的后方,手臂外展后,肩峰后下方凹陷处

曲泽穴(内侧)
肘横纹中,当肱二头肌腱的尺侧缘

天井穴
手臂外侧,屈肘时,当肘尖直上1寸凹陷处

大陵穴(内侧)
在腕掌横纹的中点处,当掌长肌腱与桡侧腕屈肌腱之间

阳池穴
手腕腕背横纹上,前对中指和无名指的指缝,当指总伸肌腱的尺侧缘凹陷处

疏通步骤

第一步	操作者点按患者两侧的下关穴和头维穴,然后再沿着手少阳经筋在颈肩部的循行区域进行按揉和推擦。
第二步	操作者一手托住患者肘部,另一手沿着手少阳经筋循行路线,从肩髎穴按揉至天井穴,反复按揉3~5遍,然后再横向反复弹拨上臂三角肌。
第三步	操作者沿着天井穴至阳池穴路线和曲泽穴至大陵穴路线,同时揉捏手少阳经筋和手厥阴经筋,然后再分别推擦手臂内侧和外侧的经筋,反复进行3~5遍。
第四步	操作者拇指与食指、中指相对应,掐按患者腕部的阳池穴和大陵穴,持续30秒。然后,按揉患者的中指、无名指掌指关节和指间关节,并揉捏手指末端两侧各约10秒。

足阳明经筋疏通法

不容穴
在上腹部，当脐中上6寸，距前正中线2寸

天枢穴
在腹中部，平脐，前正中线旁开2寸

神阙穴
位于脐窝正中

水道穴
下腹部，当脐下3寸，距前正中线旁开2寸

足三里
在小腿前外侧，当犊鼻下3寸，犊鼻与解溪连线上

梁门穴
脐上4寸，前正中线旁开2寸

髀关穴
髂前上棘与髂骨外上缘连线上，再平会阴作水平线，两线相交处

梁丘穴
伸展膝盖用力时，筋肉凸出处的凹洼

解溪穴
足背踝关节横纹中央凹陷处，当踇长伸肌腱与趾长伸肌腱之间

疏通步骤

第一步	操作者先点按患者头面部的经筋，然后从上至下拿捏患者颈部两侧胸锁乳突肌，按揉至颈外侧中下部时，要持续按压，以出现肩臂酸麻为度，随后两手交替纵向推擦颈部桥弓，持续1~2分钟。
第二步	操作者分别横向拿捏并点按患者梁门穴至中脘穴、天枢穴至神阙穴、水道穴至关元穴三条线，再纵向推擦腹肌。然后，推擦和弹拨腹股沟，点按会阴穴。
第三步	操作者沿着患者足阳明经筋走向，用手指从髀关穴至梁丘穴进行按揉，反复进行3~5遍。然后再弹拨、推拿大腿前侧经筋1~2分钟。
第四步	操作者一手握住患者膝关节，另一手握住踝关节进行旋转。内旋时向脐部按压，外旋时尽量向同侧腹部按压。随后再提拿、按揉髌骨，同时点按膝后委中穴5~6分钟。
第五步	操作者沿着足阳明经筋走向，从患者胫骨前侧足三里至解溪穴进行按揉，同时做踝关节的屈伸和旋转活动。然后，再按揉掌趾关节和趾间关节。

足太阴经筋疏通法

箕门穴
位于人体的大腿内侧，当血海穴与冲门穴连线上，血海穴上6寸

阴陵泉
小腿内侧，胫骨内侧髁下缘与胫骨内侧缘之间的凹陷中

公孙穴
位于人体足内侧缘，当第1跖骨基底部的前下方

太白穴
位于足内侧缘，当第1跖骨小头后下方凹陷处

周荣穴
位于胸部，第2肋间隙，前正中线旁开6寸

乳根穴
胸部乳头正下方，乳房根部，当第5肋间隙，距前正中线4寸处

血海穴
屈膝，在大腿内侧，髌底内侧端上2寸，当股四头肌内侧头的隆起处

疏通步骤

第一步	患者仰卧，操作者点按眶下、颧骨下和缺盆穴，揉擦胸锁乳突肌，并横推锁骨下缘直至局部发热，然后点按乳根穴1~2分钟。
第二步	操作者沿着足太阴经筋循行路线，从髀关穴推揉至血海穴，反复进行3~5遍，再横向弹拨、拿捏大腿前内侧足太阴经筋，操作1~2分钟。
第三步	操作者循着患者足太阴经筋走向，从阴陵泉穴向下推揉，至脚踝为止，反复操作3~5遍，随后对小腿部足太阴经筋进行弹拨、拿捏和推擦，操作5~6分钟。
第四步	点按患者的公孙穴和太白穴，每穴30秒，然后横向弹拨并轻叩足弓，并纵向推擦3~5分钟。

十二经筋疏通疗法

足太阳经筋疏通法

攒竹穴
面部,当眉头陷中,额切际处

络却穴
位于人体的头部,当前发际正中直上5.5寸,旁开1.5寸

迎香穴
鼻翼外缘中点旁开,当鼻唇沟中

天柱穴
后头骨正下方凹陷处,后发际正中旁开约2厘米处

殷门穴
在大腿后面,承扶穴与委中穴的连线上,承扶穴下6寸

风市穴
大腿外侧中线上,当腘横纹上7寸

承山穴
小腿后面正中,伸直小腿或足跟上提时,腓肠肌肌腹下出现的尖角凹陷处

委中穴
在膝后区,腘横纹中点

昆仑穴
外踝后方,当外踝尖与跟腱之间的凹陷处

疏通步骤

第一步	患者取坐位,操作者双手分别点按患者两侧迎香穴和攒竹穴。接着沿头部足太阳经筋走向进行按揉,经百会穴到天柱穴,反复按揉3~5遍。
第二步	推揉患者的肩锁关节和胸锁关节,并点按缺盆穴,横推锁骨下缘。然后,向后推揉肩胛部位筋结2~5分钟。
第三步	患者改为俯卧位,沿着足太阳经筋走向,横向拿捏并纵向推擦腰背部筋肉,以产生温热感为宜,进行3~5分钟。
第四步	沿着足太阳经筋走向,从上至下依次点按环跳穴和风市穴,并从承扶穴至委中穴进行推擦,反复操作3~5遍,再横向弹拨、拿捏穴位周围的肌肉。
第五步	沿着足太阳经筋走向,从患者的委中穴经承山穴至昆仑穴进行点按,反复进行5~8分钟,然后再推拿、弹拨周围筋肉。

足少阳经筋疏通法

承灵穴
前发际上4寸，头正中线旁开2.25寸

期门穴
在胸部，当乳头直下，第6肋间隙，前正中线旁开4寸

头维穴
头侧部，当额角发际上0.5寸，头正中线旁，距神庭4.5寸

日月穴
上腹部，当乳头直下，第7肋间隙，前正中线旁开4寸

环跳穴
侧卧屈股，股骨大转子最凸点与骶管裂孔连线的外1/3与中1/3交点处

阳陵泉
在小腿外侧，当腓骨头前下方凹陷处

疏通步骤

第一步	患者取坐位，操作者点按患者双侧眉弓、头维穴和百会穴，再循着足少阳经筋走向按揉头部筋肉，反复3~5遍。然后沿着颈侧向下按揉至颈根部。
第二步	操作者点按并推揉患者腋前和乳房外侧区域，操作3~5分钟，然后再点按期门穴和日月穴各30秒。
第三步	患者改为侧卧位，推擦、按揉患者腹股沟韧带至髂前上棘，按压、推擦患者骶椎外侧缘，操作3~5分钟。
第四步	沿着足少阳经筋走向，从环跳穴至阳陵泉进行推擦和点按，反复进行3~5遍，然后再弹拨、拿捏周围筋肉，操作2~5分钟。
第五步	操作者弹拨、推擦患者膝外侧经筋，然后沿着足少阳经筋，从阳陵泉到足踝前部进行按揉，反复操作3~5遍，然后再推擦、拿捏周围筋肉，操作2~5分钟。

十二经筋疏通疗法

足少阴经筋疏通法

气穴
位于脐中下3寸，前正中线旁开0.5寸

横骨穴
脐中下5寸，前正中线旁开0.5寸，耻骨联合上缘

阴谷穴
在膝后区，腘横纹上，半腱肌肌腱外侧缘

太溪穴
位于足内侧，内踝后方与跟骨筋腱之间的凹陷处

涌泉穴
在足底部，蜷足时足前部凹陷处，约当足底第2、3跖趾缝纹头端与足跟连线的前1/3与后2/3交点上

然谷穴
在内踝前下方，足舟骨粗隆下方凹陷中

疏通步骤

第一步	患者取仰卧位，操作者沿着足少阴经筋走向，从患者的中脘穴经神阙穴到关元穴进行推揉，推揉时动作要轻缓，力度逐渐加大，以传导至背脊处为佳，操作3～5分钟。
第二步	操作者横向按揉、弹拨患者耻骨、会阴部附近筋肉和腹股沟韧带，操作3～5分钟。
第三步	操作者沿着患者大腿内侧足少阴经筋循行路线，从上至下推按至阴谷穴，反复进行3～5遍，然后再弹拨、推擦附近筋肉1～2分钟。
第四步	操作者拇指和食指、中指相对用力，掐按太溪穴和昆仑穴，反复操作3～5遍，之后再横向拿捏、弹拨太溪穴附近筋肉1～3分钟。
第五步	操作者点按涌泉穴、然谷穴，并横向推拿、弹拨足弓，纵向推擦足部经筋1～2分钟，然后再按揉小趾腹筋肉30秒。

足厥阴经筋疏通法

足五里
大腿内侧，当气冲穴直下3寸，大腿根部，耻骨结节的下方，长收肌的外缘

曲泉穴
屈膝，当膝内侧横纹头上方，半腱肌、半膜肌止端的前缘凹陷处

中都穴
在小腿内侧，当足内踝尖上7寸，胫骨内侧面的中央，胫骨后缘处

十二经筋疏通疗法

疏通步骤

第一步	操作者用手指按揉、弹拨患者耻骨及会阴附近经筋，持续1~2分钟，然后再弹拨、推擦腹股沟韧带，持续3~5分钟。
第二步	操作者沿着足厥阴经筋循行路线，从大腿内侧足五里向下推擦，至曲泉穴为止，反复进行3~5遍，然后再横向弹拨、拿捏附近筋肉，纵向推擦3~5分钟。
第三步	操作者从患者胫骨内侧，沿着足厥阴经筋走向，从三阴交推揉至脚踝，反复3~5遍，之后再横向弹拨、推拿相关经筋，纵向推擦2~5分钟。
第四步	舒缓患者踝关节处经筋，然后按揉第1、第2掌趾间骨间肌，足大趾掌趾关节和末端筋肉两侧3~5分钟。

032 经筋病症的康复训练方法

经过实践证明,各种经筋病症都可以通过一些简单的康复训练方法进行恢复。根据不同体位的经筋损伤,可以采用不同的动作练习进行康复训练。

头面部病症经筋康复训练法

双掌搓脸

动作要领

双手伸直,对掌相搓,由快至慢,至双掌发热后,以掌轻按面部。然后以双手上下揉搓面部,直至面部发热为止。

提示

搓脸时可由下颌至鬓角斜向上直线搓,也可旋转向上搓。

梳理头皮

动作要领

双手各指稍微屈曲,呈鹰爪状,以各指指尖按于头部,从前额向后颈部梳理头皮下的筋肉组织,反复梳理30~50次。

提示

梳理头皮时,动作要轻柔、缓慢、深沉,要顺着头发走向梳理,这样操作既能达到按摩头部筋肉的目的,又不拉扯头发。

颈项部病症经筋康复训练法（一）

屈肘抬臂

动作要领

双手手指互相交叉屈肘，手背置颌下为预备姿势不动，屈曲的双肘尽力向上抬起，使腋下收缩的肌肉放松。

提示

抬臂时动作要轻柔，要以患肢能够承受为度，可以先在小范围内锻炼，然后再逐渐扩大动作幅度。

双手托顶

动作要领

站立或坐位，双手反转交叉手指，掌心向上，尽量伸直上肢顶举，同时头部后仰，直视手背。此方法特别适合办公室工作人员。

提示

开始做此动作双手交叉上举时，手臂可能不能完全伸直，开始练习者可不必苛求动作一次性到位，可以逐渐扩大动作幅度以达到锻炼目的。

十二经筋疏通疗法

颈项部病症经筋康复训练法（二）

转颈后望

动作要领

取坐位，将头颈缓缓向一侧旋转，并尽量向后望，直至最大限度，然后再慢慢恢复到正中位，并向另一侧旋转头颈，再尽量向后望。如此交替操作10余次。

提 示

转颈不可过猛，以免伤到颈部筋肉。

双手提颈

动作要领

先将一掌置于颈部，拇指放于一侧风池穴处，另一手拇指置于另一侧风池穴，双拇指同时做挤压动作，反复按揉颈后肌肉。

提 示

此动作也可用单手做，轮流用左右手食指和其余四指挤按提拿颈项部肌肉。

肩部病症经筋康复训练法（一）

患肢上举

动作要领

患肢前伸上举练习常常用到"爬墙"动作，即患者面向墙站立，将双臂在墙上向上爬动，带动患臂向上举。每次站立离墙距离可不断缩短，直至贴近墙壁，使上臂前伸幅度达到最大。

提示

每次练习时离墙的距离可不断缩短，以使手臂能够举得更高，从而充分锻炼肩部肌肉。

患肢外展

动作要领

将患肢做完整的180°外展运动，以锻炼肩胛部和胸廓部筋肉组织。运动时应用力上举，每次都要超过上一次的活动幅度，以达到最佳效果。

提示

初做此动作时可先将患肢外展90°与肩平，然后再逐渐向上举。

十二经筋疏通疗法

肩部病症经筋康复训练法（二）

患肢前伸

动作要领

双腿半蹲，双手前伸，与地面平行。然后单手向前用力平伸，再用力收回。在伸手和收手的同时，可将前臂旋前或旋后，以达到最大效果。

提 示

此动作的准备动作与扎马步相似，如果患肢伤痛严重，可缓慢伸手，再缓慢收回，以后逐次加快动作。

患肢肩旋转

动作要领

双腿直立，双足分开与肩同宽，屈肘，用肘尖在身体外侧画圈，以带动肩关节做顺时针或逆时针旋转活动。

提 示

肘关节旋转之前，可先上下或左右活动，以松解筋肉粘连，然后再旋转。

肩部病症经筋康复训练法（三）

患肢内收

动作要领

双下肢直立，将患肢手指尽力搭在健侧肩上，至极度时，再用健侧手掌托顶患肢肘部，以加大患肢内收幅度。

提示

患者也可以用患肢的手部握住健侧的手臂，然后再用健侧手将患肢的肘部往内侧托。

患肢滑车牵拉

动作要领

将定滑轮固定于头部上方，将绳索穿入其中，双手持握绳索两端，然后用健肢牵拉患肢，使其尽力上举，以加大肩关节活动幅度。

提示

牵拉滑轮时，健肢用力要适度，动作要轻柔，不可猛烈用力。

十二经筋疏通疗法

肘部病症经筋康复训练法（一）

强力伸肘

动作要领
患者将患肢前臂充分旋前，然后迅速用力伸直肘关节。如此反复练习多次可使肘关节外侧伸肌总腱附着处粘连拉开，从而缓解疼痛。

提示
伸肘时要充分将手臂伸直，使肘关节完全伸展，以拉开肘部筋肉粘连。

前臂贴靠桌面

动作要领
取坐位，上臂完全平置在桌面上，将肩关节也放置在同一平面。然后伸直前臂，测量前臂与桌面间的角度。每次伸直练习都要使前臂不断向下靠拢桌面，直到前臂能够完全贴合桌面。

提示
练习时要注意用健肢手部按压住患肢上臂，以免患肢在伸展过程中移动，从而影响锻炼效果。

肘部病症经筋康复训练法（二）

旋转肘关节

动作要领

将上臂贴紧身体一侧，以防止肩部旋转。肘关节屈曲呈直角，拇指对准自己鼻子，然后将前臂左右旋转。练习时可手握直尺，以计算旋转的幅度。

提示

练习时，要将患肢上臂垂直紧贴身体一侧，防止肩部移动。

指腕部病症经筋康复训练法

旋转健身球

动作要领

患者手握两个健身球，在手掌和手指的配合下，使其不断在手中转动，以增进全部手指活动的协调能力。

提示

为了达到锻炼效果，健身球的选择要合适，以手部能够握住为宜。

十二经筋疏通疗法

胸背部病症经筋康复训练法（一）

抱头挺胸

动作要领

取直立位，上身挺直，抬头挺胸。双手手指在脑后对插，掌心贴靠后脑，然后肘部尽量向后伸展，以达到扩展胸部的目的。

提　示

做该动作时，上身要挺直，挺胸抬头。

抱头旋身

动作要领

保持抱头挺胸的动作不变，然后将躯干和抱头的双臂一起左右交替旋转，以锻炼胸部肌肉。

提　示

如果抱头困难，可双臂平举左右旋转。

胸背部病症经筋康复训练法（二）

单杠吊悬

动作要领

双手握住单杠，双膝屈曲使双脚离地，以悬吊脊椎，使胸肋牵张。

提　示

单杠的高度要合适，以伸手能够到为宜。

双臂后旋

动作要领

前臂屈曲，双手握拳放于腰部。双拳以两侧的腰部为圆心进行旋转。先向前，再向上，然后经过腋下，向后旋转至上前方。反复来回，使肩胸前挺。

提　示

做该动作时，双臂要同步向前或向后旋转，以达到扩胸的目的。

十二经筋疏通疗法

胸背部病症经筋康复训练法（三）

扩胸

动作要领

双臂平举，外展并屈肘，向后做扩胸动作10余次，然后再用力伸肘，将手和前臂尽量向左右两侧扩伸。

提　示

扩胸和伸肘的动作可以交替进行，动作宜轻缓。

手臂后伸摩背

动作要领

单手向后伸到背部最高处，在另一手的辅助下依次从上至下按摩背部。

提　示

手臂可以越过对侧肩部后伸，也可越过同侧肩部后伸。

胸背部经筋病症康复训练（四）

双手过肩对握

动作要领

将一只手经过同侧肩部向后伸，另一只手从下方伸向背后，两只手尽量在背部握住。随后，再做另一侧的动作。

提示

初练时可不必达到双手对握的程度，只要两手指尖能够轻微触碰即可。

抱膝滚背

动作要领

患者屈曲四肢，双臂抱膝，使背屈成圆球状，将屈曲的背部在床褥上前后、左右或旋转滚动。

提示

做该动作时，要垫上足够厚的垫子，以防止滚动时伤到背部。

十二经筋疏通疗法

腰腹部病症经筋康复训练法（一）

托天摇体

动作要领

取站立位，两下肢分开，上肢上举，挺胸抬头。然后有节律地横向摇摆躯干，并与横向摇动的上肢相互配合，以带动腹部肌肉横向晃动。

提　示

做该动作时腰部要用力向左右摆动，以带动上肢摇摆。

吐气吸腹

动作要领

取站立位，双足微分开。慢慢吐气，同时将腹壁收缩，直至吐气和收腹至最大程度，停留片刻后再慢慢吸气，同时将腹壁膨出，直至吸气和膨腹至最大程度并停留片刻。

提　示

吸气和呼气时要有意识地收缩腹部，而不是收缩胸腔。

腰腹部病症经筋康复训练法（二）

合掌划圈

动作要领
取站立位，双足双膝平行靠拢，双臂伸直上举，合掌之后配合腰部的旋转在空中画圈。

提示
做该动作时要注意保持身体平衡，上肢外伸要适度。

俯卧伸腰

动作要领
取俯卧位，以腹部为支点，双上肢及胸部一起后仰离床，使背肌收缩。坚持片刻之后再恢复俯卧位。如此反复进行。

提示
伸腰时上肢和下肢要同时离地，以更好地锻炼背部肌肉。

十二经筋疏通疗法

腰腹部病症经筋康复训练法（三）

仰卧起坐

动作要领

取仰卧位，双下肢微屈，双手抱头慢慢坐起以练习腹肌，增强腰腹部耐力。

提示

此动作耗费体力，要在患者能够承受的范围内适当控制运动量。

膝关节病症经筋康复训练法

膝关节屈伸

动作要领

取坐位，双手按压患侧大腿以使其固定，然后脚尖缓缓上提，尽量提至与大腿相平。反复进行，以锻炼膝关节。

提示

做此动作时，要以脚尖带动小腿缓缓提起，逐渐扩大膝关节屈伸角度。

骶髋部病症经筋康复训练法（一）

转腰

动作要领

取站立位，双腿分开，在能够忍受的范围内尽量做转腰运动，范围由小至大，速度随各人情况决定。此动作可使骨盆、腰部协调统一，舒展关节。

提 示

做该动作时要腰部用力，向四周旋转。

髋关节背伸

动作要领

俯卧在床边或桌子边，双腿在桌边屈曲站立，将一侧下肢做后伸提举动作，与俯卧躯干成一直线，然后交替做另侧下肢后伸。

提 示

俯卧用的床或者桌子的高度要适宜，要和下肢抬起的高度相当。

十二经筋疏通疗法

骶髋部病症经筋康复训练法（二）

单侧抱膝

动作要领

取仰卧位，将一侧下肢屈曲，双手抱膝至腹部，另侧下肢尽量伸直。左右双下肢交替操作即可。

提　示

下肢屈曲的角度可以随锻炼程度逐渐加大，以充分活动髋部筋肉。

下肢外展

动作要领

取站立位，一侧下肢固定不动，另一侧下肢向外做外展动作，如此两侧下肢交替轮流进行。

提　示

如果患者伤痛严重，可以取仰卧位，双腿伸直并拢，将患侧下肢向外伸展。

骶髋部病症经筋康复训练法（三）

仰卧举髋

动作要领

取仰卧位，屈曲下肢，以双足为着力点支撑身体，接着慢慢抬起髋部直至最大限度，然后落下，如此反复进行。

提 示

初练此动作时，可以用双手支撑身体以抬起髋部。

单侧下肢后伸平举

动作要领

取站立位，上身逐渐前屈，尽量达90°。一侧上肢向前伸展，另一侧下肢做后伸平举动作，与躯干成一条直线。维持片刻后，再以同样方法做另一侧下肢的平举动作。

提 示

下肢后伸时，要注意保持身体平衡。

十二经筋疏通疗法

趾踝部病症经筋康复训练法

踮脚

动作要领

取站立位，双脚脚尖慢慢踮起以跷起脚后跟，保持片刻后将足跟落下。如此反复进行。

提 示

踮起脚尖之后也可行走几步，同样能够起到锻炼趾踝部筋肉的目的。

后背靠墙

动作要领

取站立位，背部倚墙而立，足跟与墙壁保持20厘米的距离。以手指抵住墙壁，然后将身体尽量向后靠近墙壁，之后恢复直立姿势。如此反复练习。

提 示

身体离墙的距离可视个人能力调整，并随着趾踝部筋肉力量的增强而增加。

第四章

外科疾病经筋疗法

日常生活中，跌打损伤和慢性劳损是引起经筋疾病的主要原因。本章主要选择了 12 种生活中常见的外科疾病，经筋疗法治疗外科经筋病症有着非常显著的疗效，并配以简单易懂的详解图示，方便读者能够快速掌握这些外科疾病的治疗手法，从而进行自我诊断和治疗。

033 偏头痛

偏头痛是一种周期性发作的头痛，属众多头痛类型中比较常见的类型。偏头痛常常表现为偏侧搏动性头痛，伴随恶心、呕吐及怕光等症状。在安静、黑暗环境内或睡眠后一般头痛会缓解，在头痛发生前或发作时常伴有神经和精神功能方面的障碍。

● 致病原因

偏头痛的确切病因目前尚不明确，但以下原因通常会引起偏头痛。

1. 遗传因素：调查表明，约60%的偏头痛患者都有家族史，部分患者家庭中有癫痫病人。
2. 内分泌失调：血管性偏头痛多发于青春期女性，且在月经期间发作频繁，妊娠时发作停止，分娩后再发，而在更年期后逐渐减轻或消失。
3. 饮食不当：研究表明，经常食用奶酪、巧克力等刺激性食物或酗酒、抽烟的人更容易患血管性偏头痛。
4. 其他因素：工作压力过大、情绪紧张、忧虑、抑郁、失眠，甚至气候变化等因素也可诱发偏头痛。

● 检查筋结

先以拇指指尖在头部由前向后、由左至右，依次有规律地将头部表面点按一遍，以寻找疼痛的筋结位置。点按时患者感觉胀痛最明显处即为筋结所在，但有时也可能没有找到局部筋结。

足少阳经筋行经腋窝、乳旁而至头部一侧，偏头痛在头痛一侧的乳房近腋窝处也会有敏感点，但有的患者不明显，据此按揉也有利于迅速减轻头痛。

● 治疗方法

1. 按法：操作者以稳重有力的手法，用拇指或手的鱼际舒缓筋结5～10分钟。
2. 叩击法：操作者以掌击法或指击法叩击头痛部位，操作面宜广，以缓解头痛。
3. 指推法：沿上侧眉棱上以拇指指腹由内向外推抹，反复10余次即可。

● 预防措施

1. 制订一个适合偏头痛患者的食谱，要有营养意识，保持饮食平衡。
2. 有规律的锻炼可以减少紧张和压力。
3. 保持充足的休息，成年人一般每天需要休息7~9小时。
4. 避免处于工业废气环境，避免摄入过量的糖、咖啡因等。
5. 戒烟，限酒。

偏头痛的经筋疗法

检查筋结

检查筋结方法：通常偏头痛的固定筋节点分布于头部，尤其是双侧太阳穴和风池穴周围。此外，偏头痛在头痛一侧的乳房近腋窝处也会有敏感点，据此按揉也可迅速减轻头痛。

太阳穴
眉梢与目外眦之间，向后约一横指的凹陷处

风池穴
位于后颈部，后枕骨下，两条大筋外缘陷窝中，相当于与耳垂齐平

头痛一侧的手少阳经筋行经乳房近腋窝处也会有一个固定筋结点

穴位按摩辅助治疗

神庭穴
位于人体头部，当前发际正中直上0.5寸处

太阳穴
眉梢与目外眦之间，向后约一横指的凹陷处

在采用经筋疗法治疗偏头痛的同时，可以用穴位按摩法进行辅助治疗。其具体方法：操作者用手指按揉患者的太阳穴和神庭穴，持续约3分钟。

外科疾病经筋疗法

034 落枕

落枕又叫"失枕",是一种常见病,冬春季多见,好发于青壮年。落枕的常见发病经过是入睡前并无任何症状,晨起后却感到项背部明显酸痛,颈部活动受限。这说明病起于睡眠之后,与睡枕及睡眠姿势有密切关系。

● 致病原因

1. 睡眠时头颈姿势不当。
2. 枕头垫得过高、软硬不当或高低不平。
3. 颈部外伤或肌肉扭伤。
4. 颈部受风着凉。
5. 如为颈椎病引起,则会反复落枕。

● 检查筋结

落枕的筋结一般集中在手少阳经筋行经颈肩部的区域。检查时,应观察颈肩部的手少阳经筋有无条索、结节。通常情况下,在颈肩部会触摸到紧张痉挛的胸锁乳突肌和斜方肌,肩胛骨内侧和肩胛内上角常会有压痛和酸胀感,这也是治疗落枕的敏感区,对这些敏感的筋结区域进行按揉,可以缓解疼痛。

● 治疗方法

1. 指按法:操作者用拇指端或指腹按压颈部筋结区域1~3分钟,动作要轻柔和缓,以患者能够忍受为度。
2. 掌揉法:操作者放松手腕,以掌根着力于颈部筋结区域,用腕关节连同前臂做小幅度的旋转运动。动作要轻柔,频率为120~160次/分钟,揉5分钟左右即可。

● 预防措施

1. 枕头的高度应符合人体的颈椎生理曲度,以中间低、两边高为好。
2. 枕芯应选择质地柔软、通气性能好的填充物。
3. 养成良好的睡眠姿势,可平卧或侧卧。平卧时,最好在腘窝下垫枕头,使膝盖稍屈曲。
4. 如果患者本身患有颈部软组织疾患而导致落枕反复发作,则要及时治疗相关疾患。

落枕的经筋疗法

检查筋结

通常情况下,落枕会在手少阳经筋行经颈肩部的区域产生筋结,这也是治疗落枕的敏感区

穴位按摩辅助治疗

风池穴
位于后枕骨下,两条大筋外缘凹陷处,与耳垂齐平

肩井穴
大椎与肩峰端连线的中点上,前直对乳中

在采用经筋疗法治疗落枕的同时,可以用穴位按摩法进行辅助治疗。其具体方法:操作者用手指按揉患者的风池穴和肩井穴,持续约3分钟。

外科疾病经筋疗法

035 颈椎病

颈椎病又叫"颈椎综合征",常见的症状是颈部僵硬、活动受限,头、颈、肩、背、手臂酸痛,酸痛可放射至头枕部和上肢,有的患者还伴有头晕、恶心等症状。主要由于颈椎长期劳损、骨质增生,或椎间盘脱出、韧带增厚,致使颈椎脊髓、神经根或椎动脉受压,出现一系列功能障碍的临床综合征。

● 致病原因

不良睡眠体位,工作姿势不当,不恰当的体育锻炼都是颈椎骨关节退变的常见原因。尤其长期低头伏案工作,会使颈椎长时间处于屈曲位,这样颈椎椎间盘内的压力就会增高,颈肩部肌肉持续紧张从而引发颈椎病。颈椎病随着年龄的增长而持续严重,轻者造成病痛,重者可致残。

● 检查筋结

患者一般取坐位,操作者站立其后,以两手鱼际部位或者用拇指、食指指腹检查颈部、肩部和上肢,并嘱咐患者缓慢转动头部并向上下左右摆动,以查找具体筋结部位。一般来说,颈椎病的固定筋结部位通常会在足太阳经筋行经颈肩部的区域,所以在检查的时候要把足太阳经筋作为检查重点。

● 治疗手法

1. 拨法:操作者先用拇指或者食指点拨筋结1~2分钟以松解筋结,出现麻胀感为宜,要注意仔细检查足太阳经筋上的筋结。

2. 点法:操作者采用点法对手太阳经筋在腋下的结聚区域进行仔细点按,直至麻胀感传导至手指指端2~3分钟。

3. 叩击法:操作者以叩击法分别在患者的项背部和肩胛部位进行拍打、叩击,反复进行3~5次,使筋骨和肌肉得到舒展。

4. 拿法:操作者以双手或者单手提拿患者颈后、颈部两侧和肩部的肌肉,反复进行3~5次。

● 预防措施

1. 长期伏案工作者,应定时改变头部体位,按时做颈肩部肌肉的锻炼。在工作休息时,做头部及双上肢的前屈、后伸及旋转运动,可缓解疲劳,加大颈肩部肌肉的韧度。

2. 避免高枕睡眠的不良习惯,高枕使头部前屈,加大下位颈椎的应力,有加速颈椎退变的可能。

3. 注意颈肩部保暖,避免头颈负重物,避免过度疲劳,坐车时尽量不要打瞌睡。

颈椎病的经筋疗法

检查筋结

一般来说，颈椎病的固定筋结部位会在足太阳经筋行经颈肩部的区域

手太阳经筋行经腋下部位的区域是颈椎病的另一重要筋结点

外科疾病经筋疗法

036 肩周炎

肩周炎是肩关节周围炎的简称,是以肩关节疼痛和活动不便为主要症状的常见病症,多见于50岁左右的中年人,故俗称"五十肩"。肩周炎早期常表现为肩关节阵发性疼痛,会因天气变化或劳累而诱发,以后逐渐发展为持续性疼痛,并逐渐加重,昼轻夜重,夜不能寐,肩周炎如果不能得到有效的治疗,会严重影响肩关节的功能活动和人们的日常生活。

● 致病原因

1. 肩部软组织退行性病变会导致人体对各种外力的承受能力减弱,这是肩周炎发病的基本原因,也是肩周炎多发生在50岁左右中年人身上的主要原因。
2. 长期过度活动、姿势不良等所产生的慢性致伤力是激发肩周炎的主要原因。
3. 肩部急性扭挫伤、牵拉伤后治疗不当。
4. 上肢外伤后肩部固定过久,导致肩周软组织继发萎缩、粘连。

● 检查筋结

检查筋结时,患者取坐位,捏拿按揉肩部肌肉以探查筋结所在。由于经过肩部的经筋很多,所以要仔细检查,以正确判断哪条经筋受损。一般来说,肩周炎患者的手少阳经筋和手太阳经筋经过肩部的区域常会出现筋结。

● 治疗手法

1. 拨法:操作者先用指腹或者大小鱼际对筋结部位按压推拨,之后再用指尖或者指腹与局部肌肉纤维垂直或者一致进行拨揉。
2. 按法:操作者以食指或者中指在患者患侧锁骨中点上0.3寸处进行按压,直至患侧手臂远端出现麻木感为止,每次操作1~2分钟。

● 预防措施

1. 注意防寒保暖,特别是避免肩部受凉,以避免寒邪侵袭,使肩部肌肉收缩功能产生障碍而引发肩周炎。
2. 加强肩部关节的运动,可经常打太极拳、太极剑、门球,或在家里进行双臂悬吊,使用拉力器、哑铃或双手摆动等运动,但要注意运动量。
3. 经常伏案工作或双肩经常处于外展体位的人,应注意调整姿势,避免长期不良姿势造成的慢性劳损和积累性损伤。

肩周炎的经筋疗法

检查筋结

经筋疗法的实践证明，肩周炎患者常常会在手少阳经筋经过肩部的区域产生筋结

经过肩部的经筋很多，手太阳经筋在肩部的分布区域也是肩周炎的常见筋结区

穴位按摩辅助治疗

肩井穴
在肩上，前直对乳中，当大椎穴与肩峰端连线的中点

肩贞穴
位于肩关节后下方，肩臂内收时，腋后纹头上1寸

在采用经筋疗法治疗肩周炎的同时，可以用穴位按摩法进行辅助治疗。其具体方法：用手指按揉患者的肩贞穴和肩井穴，持续约3分钟。

外科疾病经筋疗法

037 腰椎间盘突出症

腰椎间盘突出症是西医的诊断病名，中医可归于"腰痛""腰腿痛""痹症"等范畴。腰椎间盘突出症是一个多发病、常见病，好发于20~45岁的青壮年，男性比女性多见。患者常有腰部扭伤史，而无外伤诱发因素的患者，一般起病较慢，有数周或数月的腰痛史，或有反复腰痛史。一般会产生腰部疼痛，一侧下肢或双下肢麻木、疼痛等一系列临床症状。

● 致病原因

1. 腰椎间盘的退行性改变：随着年龄的增长，腰椎间盘的水分丧失、弹性降低及结构松弛，容易导致腰椎间盘突出。

2. 姿势不良引起的腰部损伤：长期的前倾坐姿、反复的弯腰、下蹲时弓腰搬抬重物都会很容易引起腰椎间盘突出，所以腰椎间盘突出症与从事的职业有密切关系。司机、会计、长期坐办公室的人都易患腰椎间盘突出症。

3. 腰椎骶化、骶椎腰化、半椎体畸形、小关节畸形和关节突不对称等。上述因素可使下腰椎承受的应力发生改变，从而构成椎间盘内压升高和易发生退变和损伤。

● 检查筋结

检查筋结时，患者取俯卧位，操作者站立其旁，以拇指探查腰部、臀部和下肢远端以检查筋结。如果患者的症状以大腿后侧症状为主，则应侧重于检查足太阳经筋；如果患者的症状以大腿外侧症状为主，则应侧重于检查足少阳经筋。

● 治疗手法

经筋疗法治疗腰椎间盘突出症，先后采用肘按法、推法和摇法。

1. 肘按法：操作者用拇指按揉筋结，然后用肘部鹰嘴点按患部，每处施治1~3分钟，以患者能够忍受为度。

2. 推法：操作者用手掌大小鱼际或者掌根部在腰背部位从上至下沿足太阳经筋进行推揉，反复操作10次左右，再沿着两侧髂胫束自上推按至膝下，反复操作5~6次。

3. 摇法：患者取仰卧位，双髋双膝屈曲，操作者扶住患者膝关节和踝部将腰部转动1~2分钟。

● 预防措施

1. 保持日常饮食均衡，注意补充蛋白质、维生素，防止肥胖，戒烟，限酒。
2. 工作中注意劳逸结合，姿势正确，不宜久坐久站，剧烈体力活动前先做准备活动。
3. 卧床休息宜选用硬板床，保持脊柱生理弯曲。
4. 避寒保暖。

腰椎间盘突出症的经筋疗法

检查筋结

如果患者的症状以大腿后侧为主,则应侧重于检查足太阳经筋在腰部的分布区域

如果患者的症状以大腿外侧为主,则应侧重于检查足少阳经筋行经腰部的区域

穴位按摩辅助治疗

腰眼穴
位于第 4 腰椎棘突下,旁开约 3.5 寸

环跳穴
侧卧屈股,股骨大转子最凸点与骶管裂孔连线的外 1/3 与中 1/3 交点

在采用经筋疗法治疗腰椎间盘突出症的同时,可以用穴位按摩法进行辅助治疗。其具体方法:用手指按揉患者的腰眼穴和环跳穴,持续约3分钟。

外科疾病经筋疗法

038 腰肌劳损

腰肌劳损又称"功能性腰痛"或"腰背肌筋膜炎",主要是指腰骶部肌肉、筋膜等软组织慢性损伤,是一种常见的腰部疾病。腰肌劳损的主要症状为腰或腰骶部疼痛,反复发作,疼痛可随气候变化或劳累程度而变化,时轻时重,缠绵不愈。腰肌劳损造成的疼痛性质多为钝痛、酸痛或胀痛,疼痛范围可局限于一个部位,也可散布整个背部。

● 致病原因

1. 急性腰扭伤后没有彻底治愈,迁延日久引发腰肌劳损。
2. 长期反复的过度腰部运动及过度负荷,如长时间坐位、久站或反复从弯腰位到直立位、手持重物、抬物、肥胖,这些因素均可使腰肌长期处于高张力状态,久而久之可导致慢性腰肌劳损。
3. 慢性腰肌劳损与气候、环境条件也有一定关系,气温过低或湿度太大都可促发或加重腰肌劳损。

腰肌劳损是局部软组织的损伤,而腰椎间盘突出症是神经受压迫导致的症状。这两个病症最明显的区别就是前者疼痛局限在腰部,后者疼痛会放射到臀部、大腿、小腿或是脚。

● 检查筋结

操作者以按揉的手法对腰、腿、背部夹脊做广泛性的探查,以检查隐蔽劳损的肌筋。先让患者取俯卧位,双手自然放置于身旁,操作者站立其旁,从腰部起向下沿足太阳经筋检查筋结所在,着重在腰部棘突、横突两旁寻找压痛点。

● 治疗方法

1. 滚法:操作者将手背近小指侧部分固定于腰部,微屈四指,以腕部带动前臂做前后旋转运动,进行连续不断的滚动,滚动要稍微带些力道。
2. 按法:操作者以掌按法或者肘按法按压腰部筋结,每处各1~2分钟。按压力道要稍大一些以疏散筋结。
3. 按腰扳腿:揉腰椎两侧的骶棘肌,进行按腰扳腿。一手按住患者腰部,另一手前臂及肘部托患者一侧小腿的上段,双手协调配合,相对用力同时按压腰部、托提下肢,反复数次,两侧均做。

● 预防措施

1. 加强体育锻炼,使肌肉、韧带、关节囊经常处于健康和发育良好的状态。
2. 劳动中注意体位,单一劳动姿势者应坚持工间锻炼,注意保护腰部。
3. 慢性病、营养不良、肥胖等患者,要注意休息,加强治疗;病后初愈、妊娠期、分娩后、月经期的患者应注意休息,避免过度劳累。

腰肌劳损的经筋疗法

检查筋结

腰肌劳损的筋结一般存在于足太阳经筋行经腰部棘突、横突两旁的区域

穴位按摩辅助治疗

肾俞穴
背部，第2腰椎棘突，旁开1.5寸处

志室穴
腰部，当第2腰椎棘突下，旁开3寸处

在采用经筋疗法治疗腰肌劳损的同时，可以用穴位按摩法进行辅助治疗。其具体方法：用手指按揉患者的肾俞穴和志室穴，持续约3分钟。

外科疾病经筋疗法

039 颞颌关节紊乱症

颞颌关节紊乱症是口腔颌面部常见的疾病之一，好发于青壮年，以20～30岁患病率最高。其主要症状为一侧或者双侧颞颌关节酸胀或疼痛，尤以咀嚼及张口时明显。常见的运动阻碍为张口受限，甚至说话不清晰，口角流涎。此外，还可伴有颞部疼痛、头晕、耳鸣等症状。

● 致病原因

1. 创伤因素：打哈欠张口过大、外力撞击、突咬硬物、夜间磨牙、经常咀嚼硬食及习惯单侧咀嚼等，这些都是导致颞颌关节挫伤或劳损的因素。

2. 咬合因素：很多患者有明显的咬合关系紊乱，如牙尖过高、牙齿过度磨损、磨牙缺失过多、不良修复体、颌间距离过低等。咬合关系紊乱可损害颞颌关节内部结构功能的平衡，导致颞颌关节紊乱的发生。

3. 神经精神因素：也与颞颌关节紊乱症有一定的关系，如有些患者有情绪急躁、精神紧张、容易激动等情况。

4. 全身及其他因素：系统性疾病，如类风湿性关节炎也可以引起颞下颌关节紊乱。

● 检查筋结

让患者取低凳坐位，头微向后仰，由操作者扶持固定或靠于椅背。操作者站患者对面，以双手拇指、食指或中指按揉两侧下颌关节处，在使颞颌关节放松的同时探查突出位置和筋结所在。手太阳经筋自颈部向上循行，出耳朵上侧，蜿蜒于下颌、面部和眼角。所以，颞颌关节紊乱症的筋结一般在手太阳经筋行经颞颌关节的部位。

● 治疗手法

1. 滚法：操作者将手背近小指侧固定于腰部，微屈四指，以腕部带动前臂做前后旋转运动，进行连续不断的滚动，滚动要稍微带些力道。

2. 关节复位：操作者双手拇指用力向后下方推。同时，其余四指向上托，如果听到"喀"的一声，即可复位。如未能复位，则可重复以上步骤2～3次，必要时可将颞颌关节左右推按1～2次即能复位。

3. 揉法：操作者以大鱼际或小鱼际部轻揉患侧的颞颌关节周围及筋结处，用以疏通气血、解除局部痉挛。

● 预防措施

1. 调节生活节奏和秩序。
2. 合理饮食，保持口腔清洁，锻炼身体。
3. 定期口腔检查，警惕口腔及耳部产生恶性肿瘤。

颞颌关节紊乱症的经筋疗法

检查筋结

颞颌关节紊乱症通常会在手太阳经筋行经颞颌关节的部位有固定筋结

穴位按摩辅助治疗

下关穴
在面部耳前方,当颧弓与下颌切迹所形成的凹陷中,张口时隆起;取正坐或仰卧位,闭口取穴

在采用经筋疗法治疗颞颌关节紊乱症的同时,可以用穴位按摩法进行辅助治疗。其具体方法:用手指按揉患者的下关穴,持续约3分钟。

外科疾病经筋疗法

040 急性腰扭伤

急性腰扭伤是腰部肌肉、筋膜、韧带等软组织受到过度牵拉而引起的急性撕裂伤，是常见的一种经筋疾病。腰扭伤后一侧或双侧当即发生疼痛，有时可能受伤后一段时间才出现疼痛及腰部活动受阻，静止时疼痛稍轻，活动或咳嗽时疼痛较重。

● 致病原因

1. 腰扭伤：多因行走滑倒、跳跃、闪扭身躯、跑步而引起，多由肌肉、韧带遭受牵制所致，故损伤较轻。
2. 腰挫裂伤：较为严重的损伤，如高攀、提拉、扛抬重物的过程中用力过猛或姿势不正、配合不当，造成腰部的肌肉筋膜、韧带、椎间小关节与关节囊的损伤和撕裂。

● 检查筋结

扭伤早期，患者一般会有明显的局限性压痛点，找到压痛点即找到了损伤部位。所以，在急性腰扭伤的早期，以经筋查找手法确定筋结位置对于诊断治疗非常重要。急性腰扭伤一般多发生在腰骶、骶髂、椎间关节等部位，检查筋结时通常以探查足太阳经筋双下肢和足部走向的压痛点为主，同时也要探查肢体远端的筋结。

● 治疗手法

1. 滚法：患者取俯卧位或者坐位，操作者以拇指指尖或指腹探查压痛点，采用滚法在压痛点周围治疗，并逐渐移至压痛点。
2. 点法：操作者用拇指指端点按各压痛点，手法宜轻柔和缓，以酸胀为度，并点按肢体远端筋结点。
3. 按法：操作者用双手掌相叠沿腰背部从上至下实施按法。
4. 推法：操作者运用推法在伤侧顺着骶棘肌纤维方向进行推按操作，往返3～4遍。

● 预防措施

1. 在剧烈运动前要做好准备活动。
2. 体育运动时要保持正确的姿势，用力得当，腰部用力要逐渐加强，动作要协调平衡，不要过猛。

急性腰扭伤的经筋疗法

检查筋结

急性腰扭伤的筋结点一般主要集中在足太阳经筋行经双腿和足部的区域

041 踝关节扭伤

踝关节扭伤是十分常见的经筋疾病，其常见症状为踝部明显肿胀疼痛，不能着地，不能负重行走。轻者仅有部分韧带纤维撕裂，重者可使韧带完全断裂或韧带及关节囊附着处的骨质撕脱，甚至发生关节脱位。

●致病原因

现代医学认为，行走在不平路面、高处跌下、跑跳时落地不稳等是踝关节扭伤的主要原因，尤其以内翻损伤造成外侧副韧带拉伤撕裂甚至断裂的情况最常见。踝部包括踝关节和距骨下关节，是下肢承重关节。下坡时，踝关节呈跖屈位，突然向外或向内翻，外侧或内侧副韧带受到强大的张力作用，致使踝关节的稳定性失去平衡，而发生踝关节扭伤。

●检查筋结

患者的踝部通常会有局部瘀肿瘢痕，应首先通过X线检查排除骨折及韧带严重撕裂导致的踝关节不稳定。检查筋结时应依据瘀瘢来探查。患者取仰卧位，操作者站于患者足下方，双手指腹按压在患者双脚的内、外踝部。检查筋结时要比较两侧肌肉结构，肿胀或压痛点即是筋结点。检查筋结时要重点检查足少阳经筋循行路线的踝部外侧，中封穴和照海穴附近是踝部扭挫伤的固定筋结点。

●治疗手法

1. 按法：患者取侧卧位，伤肢在上，操作者用点、按、揉、拨等方法按摩各筋结，以缓解疼痛。用拇指指端按压外踝部，直至患者感到酸痛麻木为止。
2. 摇法：采用摇法以松动关节。操作者一手托住患者足跟，另一手握住踝关节处，使踝关节做顺时针或逆时针环转运动。
3. 揉法：在外踝部筋结以手掌大小鱼际施行揉法，使筋骨离而复合。

●预防措施

1. 下坡、下楼要注意。
2. 走不平坦的路或运动时，应穿高帮鞋，以保护踝关节。
3. 尽量少穿高跟鞋走不平的路或进行运动。

踝关节扭伤的经筋疗法

检查筋结

照海穴
位于足内踝部正下方凹陷处

中封穴
位于人体足背侧，足内踝前，商丘穴与解溪穴连线之间，胫骨前肌腱的内侧凹陷处

足少阳经筋行经踝部的区域

穴位按摩辅助治疗

解溪穴
足背与小腿交界处的横纹中央凹陷处，当踇长伸肌腱与趾长伸肌腱之间

丘墟穴
在足背，外踝前下方，当趾长伸肌腱的外侧凹陷处

在采用经筋疗法治疗踝关节扭伤的同时，可以用穴位按摩法进行辅助治疗。其具体方法：用手指按揉患者丘墟穴和解溪穴，持续约3分钟。

外科疾病经筋疗法

042 肩部扭挫伤

肩关节是人体活动范围最大的关节，扭挫跌倒很容易引起肩部扭挫伤。肩部扭挫伤可发生于任何年龄，损伤的部位多见于肩部的上方或外上方，以闭合伤常见。肩部扭挫伤可并发脱位或骨折，也可能会引起肌肉或脉络的损伤，导致气血瘀滞，局部肿胀疼痛，功能障碍。如伤筋严重，瘀肿难以消除，可形成继发性肩周炎。

● 致病原因

1. 肩关节过度扭转，可引起肩关节囊、筋膜的损伤或撕裂。
2. 重物直接打击肩部，可引起肌肉或脉络的损伤或撕裂，致使瘀肿疼痛，功能障碍。
3. 上肢突然外展或已外展的上肢受外力作用突然下降，均可使冈上肌腱部分或全部断裂。如损伤严重，肿痛剧烈，往往导致瘀肿难以消除，疼痛不易缓解，可能造成肩关节周围软组织广泛粘连，迁延难愈。

● 检查筋结

一般来说，肩周炎患者常常会在手少阳经筋循行肩部的区域产生筋结

除了手少阳经筋，患者的手太阳经筋循行经肩部的区域也有固定筋结点

● 治疗手法

1. 按法：操作者沿患者的颈部、肩部和背部自上而下采用掌按法按揉筋结，每处按揉2～3分钟，直至患者感到酸胀麻木。
2. 拿法：操作者采用拿法沿着肩前部、肩胛内部上角处和腋下拿弹手太阳经筋，以松解肌肉，缓解痉挛。
3. 摇法：操作者立于患者身后，右手虎口托住患者右腕，操作者屈肘内收带动患者屈肘，由下向胸前上举，再外旋、外展后放下，如此重复数次。
4. 外展牵抖：操作者双手握患者侧手腕，肩外展60°，肘关节伸直做轻微牵抖10～20次即可。

043 牵拉肩

牵拉肩又称肱二头肌短头肌腱扭伤，此病多发生于小儿，上肢剧烈活动的运动员也多发此病。中医称牵拉肩为"筋拉伤"或者"筋脱槽"，筋脉受损，经络不通则痛；肌筋受损，功能失调。牵拉肩损伤后会出现肩部的疼痛，导致肩关节功能障碍，患儿拒绝活动患肢、哭闹；成年人可自觉肩部、上背部疼痛，严重者肩部肌肉痉挛，疼痛可呈持续性的钝痛。

● 致病原因

1. 小儿的手臂在受到突然牵拉时，肱二头肌短头腱会产生轻微错缝，从而产生损伤。

2. 成年人患牵拉肩多由于动作不协调，在上臂做过度外展或后伸运动，如投掷重物时，肱二头肌短头腱在突然牵拉、扭转外力的作用下发生肌腱扭转损伤，甚至发生喙突部位附着点的撕裂伤。

● 检查筋结

检查筋结时，患者取仰卧位，全身放松。操作者站于患者一侧，用两手的食指和中指指腹在肩部轻轻按压以查找筋结。在按压患者肩部肌肉时，要比较两侧肌肉的结构，发生病变的软组织一定会有筋结或者压痛点存在。肩部是众多经筋汇集的地方，要仔细检查，以正确判断哪条经筋受损。一般来说，牵拉肩患者手阳明经筋经过喙突的区域常会发现筋结，所以检查时要着重探查手阳明经筋在肩部和臂部的循行部位。

● 治疗手法

1. 拨法：操作者一手握住患侧前臂，屈曲患者的肘关节，另一手拇指按压于喙突处，采用拨法沿着外下方弹拨肌筋。

2. 肩关节摇法：操作者在按压的同时，再以摇肩法使上臂做各个方向的回旋。

3. 掌推法：操作者在患部采用推法进行推滚，以理顺经筋。

依以上步骤治疗之后，多数患者会感觉疼痛锐减，但多数小儿不能自由拿物。对于症状严重的患者，治疗之后应给予必要的手法进行上肢制动。

牵拉肩的经筋疗法

检查筋结

- 肩部喙突处
- 手阳明经筋行经肩部的区域
- 手阳明经筋行经臂部的区域

穴位按摩辅助治疗

肩贞穴
位于肩关节后下方，手臂内收时，腋后纹头上1寸

手三里穴
在前臂背面桡侧，当阳溪穴与曲池穴连线上，肘横纹下2寸

在采用经筋疗法治疗牵拉肩的同时，可以用穴位按摩法进行辅助治疗。其具体方法：用手指按揉患者的肩贞穴和手三里穴，持续约3分钟。

044 膝关节滑囊炎

膝关节滑囊炎是常见的经筋疾病，多发于中青年，其主要表现是膝关节肿胀、疼痛和活动受限。急性膝关节滑囊炎疼痛往往逐渐发生，滑囊部位有局限性压痛，痛点多位于关节附近骨突起处，活动时疼痛加重，严重者夜间不能安睡，疼痛剧烈时可沿肌肉放射至肢体远端。如不及时治疗，可导致慢性膝关节损伤。

● 致病原因

急性膝关节滑囊炎多由外伤，如扭挫、碰撞等直接或间接损伤膝关节滑囊所致，可引起膝关节血肿或者挫伤。慢性膝关节滑囊炎通常是因为膝关节持久用力，致使膝关节滑囊壁受到过度摩擦而导致的积累性损伤。不论是急性损伤还是慢性损伤，都会使膝关节滑囊渗出液增多，滑膜囊肿胀、粘连，从而影响膝关节的正常活动。

● 检查筋结

患者取仰卧位，全身放松，操作者站于患侧脚下方，以双手拇指指腹按压在患者膝关节，对称探查筋结。检查时，对称比较两侧指腹下的肌肉结构，有病变的软组织会有筋结或者压痛点。足阳明经筋的一条分支经小腿前方行经膝关节，检查筋结时应着重检查足阳明经筋在膝关节的循行区域。

● 治疗手法

经筋疗法治疗膝关节滑囊炎要先后用到揉法、拨法和按法。
1. 操作者以掌根或大小鱼际在筋结处轻轻按揉3～5分钟。
2. 操作者运用拨法对患处进行弹拨，力道要由轻到重，时间控制在2分钟左右。
3. 操作者以指腹或者掌根轻按膝关节肿胀区域，然后再突然放手，以使滑囊液得到流动和吸收。

● 预防措施

1. 避免在潮湿处睡卧，膝关节不要过于劳累或负荷过重。
2. 休息是解决关节疼痛的首要方法，所以应让关节得到充分休息。

膝关节滑囊炎的经筋疗法

检查筋结

足阳明经筋的一条分支经小腿前方行经膝关节的区域是膝关节滑囊炎的固定筋结区

穴位按摩辅助治疗

委中穴
位于膝后区，腘横纹中点，当股二头肌肌腱与半腱肌肌腱的中间

在采用经筋疗法治疗膝关节滑囊炎的同时，可以用穴位按摩法进行辅助治疗。其具体方法：用手指按揉患者的委中穴，持续约3分钟。

045 膝关节损伤

膝关节损伤是比较常见的经筋疾病，可以分为内侧副韧带损伤和外侧副韧带损伤。内侧副韧带损伤：轻者膝内侧局部疼痛、肿胀、压痛，重者局部肿胀、皮下瘀血、青紫、触痛，以及膝关节功能活动受限。外侧副韧带损伤：膝关节外侧可有肿胀、疼痛、皮下出血和压痛。二者均可引起膝关节侧伤不稳定。

● 致病原因

当膝关节呈半屈位时，两侧副韧带会松弛，导致关节稳定性较差，如果突然受到侧方的强大撞击，超过韧带能够承受的最大极限，很可能引起膝关节外侧或内侧的副韧带损伤。一般来说，韧带的损伤可分为三种：第一种是韧带扭伤，第二种是韧带部分撕裂，第三种是韧带完全撕裂。

● 检查筋结

患者取仰卧位，操作者站于患者小腿外侧，以双手拇指指腹按压患者两膝内侧并对称探查筋结。在正常状态下，膝关节肌肉结构是对称的，如果一侧发生软组织病变，就必然会出现筋结和压痛点。检查膝关节损伤的筋结点时，重点在于检查足少阳经筋行经膝关节和大腿的区域。

● 治疗手法

1. 揉法：患者取仰卧位，操作者以手掌大小鱼际揉按膝关节筋结，对于关节间隙处有压痛感的筋结点需要长时间揉按。

2. 滚法：操作者用滚法在患者的膝关节周围及大腿前部进行滚按，以舒解筋结，缓解疼痛。

除了以上方法外，锻炼股四头肌也是治疗膝关节损伤的有效措施，直腿抬高可促进血液循环，有利于关节积液吸收，轻度膝关节滑膜炎一般不必卧床休息，可短距离行走；若积液量多，应适当休息，抬高患肢，在床上做膝关节功能锻炼。

● 预防措施

1. 控制体重，减少膝关节的负担。
2. 避免长时间下蹲，因为下蹲时膝关节的负重是自身体重的 3~6 倍。
3. 走远路时不要穿高跟鞋，避免膝关节的磨损。
4. 参加体育锻炼时要做好准备活动，轻缓地舒展膝关节，使膝关节充分活动开以后再参加剧烈运动。
5. 天气寒冷时应注意保暖，必要时戴上护膝，防止膝关节受凉。

膝关节损伤的经筋疗法

检查筋结

足少阳经筋行经大腿的区域是膝关节损伤的一个重要固定筋结区

足少阳经筋行经膝关节外侧的区域是膝关节损伤的固定筋结区域

穴位按摩辅助治疗

梁丘穴
伸展膝盖用力时，筋肉凸出处的凹洼

膝眼
在髌韧带两侧凹陷处，内侧的称内膝眼（又称"犊鼻穴"），外侧的称外膝眼

在采用经筋疗法治疗膝关节损伤的同时，可以用穴位按摩法进行辅助治疗。其具体方法：用手指按揉患者的梁丘穴和膝眼，持续约3分钟。

046 足跟痛

足跟痛又称跟骨痛或跟痛症，是中老年人的一种常见病，尤以女性多见。足跟痛是由多种原因引起的跟骨疼痛，多与劳损和退行性病变有关，除了女性、肥胖者及老年人常发此病外，过度负重及长时间行走者也是此病的高危人群。

● 致病原因

足部跟骨下脂肪垫损伤可引发足跟痛，外伤、行站过久特别是负重行走、爬山等也可能导致足跟痛。人到老年，足部血管弹性减弱，影响供血，足跟受凉，也可引起足跟痛。经筋学认为，足跟痛多由肝肾阴虚、痰湿、血热等因素所致。肝主筋、肾主骨，肝肾亏虚，筋骨失养，复感风寒湿邪或慢性劳损便导致经络瘀滞，气血运行受阻，使筋骨肌肉失养而发病。

● 检查筋结

患者取俯卧位，双手臂上抬，全身放松。操作者站于患者足下方，用双手拇指与指腹按压患者足跟的内外两侧。检查时对比足跟两侧的深层肌腱结构，如果足跟有肌腱病变，深层必然会有筋结和压痛点。足太阳经筋有一分支自足小趾经脚背循行至脚跟，通常情况下，足跟痛者会在此区域有筋结存在，应对这一区域仔细检查。

● 治疗手法

治疗足跟痛需要先后采用揉按法和叩击法。

1. 揉按法：患者取俯卧位，患侧下肢屈曲，足底朝上。操作者在筋结处进行轻缓的揉按，以减轻患者疼痛。

2. 叩击法：采用侧击法或者指尖击法叩击患部 3～10 次，也可用木棒或者木锤代替手部进行叩击，但用力要适当。

● 预防措施

1. 选择轻软合适的鞋子，使用海绵跟垫，减轻足跟压力，防止跟骨损伤。
2. 防止过度负重及用力，控制体重。
3. 老年人注意补钙，防止骨质疏松，避免重体力活动。
4. 坚持足部锻炼，以增强肌肉、韧带的力量和弹性，如赤脚在沙地上行走。
5. 坚持每晚用温水泡脚 30 分钟左右，或者给足部做简单的按摩，促进局部血液循环。

足跟痛的经筋疗法

检查筋结

足太阳经筋在脚跟的分布区域是足跟痛的固定筋结点产生区域

穴位按摩辅助治疗

昆仑穴
在外踝后方，外踝尖与跟腱之间的凹陷处

丘墟穴
足外踝的前下方，当趾长伸肌腱的外侧凹陷处

在采用经筋疗法治疗足跟痛的同时，可以用穴位按摩法进行辅助治疗。其具体方法：用手指按揉患者昆仑穴和丘墟穴，持续约3分钟。

047 网球肘

网球肘又叫"肱骨外上髁炎",因网球运动员易患此病而得名,家庭主妇、砖瓦工、木工等长期反复用力做肘部活动者,也易患此病。网球肘是过劳性综合征的典型疾病,是由负责手腕及手指背向伸展的肌肉重复用力而引起的,患者会在用力抓握或提举物体时感到患部疼痛。

● 致病原因

1. 击网球动作不正确,网球拍大小不合适或网拍线张力不合适,高尔夫握杆或挥杆技术不正确等。
2. 手臂某些活动过多,如击网球、羽毛球抽球、棒球投球。其他如刷油漆,划船,使用锤子、螺丝刀等工具,或者厨师切菜、剁肉等。
3. 年龄增大,肌肉柔韧性下降或肌肉用力不平衡也是导致网球肘发生的原因之一。

● 检查筋结

患者取坐位,操作者首先检查患者第2和第3胸椎周围,然后循着患者手阳明经筋和手太阳经筋循行路线进行探查。通常情况下,手阳明经筋和手太阳经筋经过颈侧、肩、臂和手部的区域是网球肘的固定筋结区。

● 治疗步骤

查明筋结位置之后,要先后采用点法、揉法和推法进行治疗。

1. 点法:患者取坐位,操作者握拳,屈拇指或食指,以指端点按患者手阳明经筋区域内的筋结,以激发经脉之气。
2. 揉法:操作者放松手腕,以手掌大鱼际着力于筋结区,用手腕带动前臂进行轻轻揉按,操作3～5分钟。
3. 推法:操作者握拳,以食指、中指、无名指和小指的近节指间关节为着力点按压于筋结区,缓慢向前推移。操作3～5分钟,以患者能够忍受为度。

● 预防措施

1. 多锻炼,增强身体肌肉力量,以吸收身体突发动作的能量。
2. 运动前要先热身,然后牵拉前臂肌肉。
3. 从事需要前臂活动的运动项目时,要学会正确的技术动作。
4. 如果是网球爱好者,要请网球教练检查击球动作、球拍大小、网线张力及拍框的材质是否合适。

网球肘的经筋疗法

检查筋结

手阳明经筋经过颈肩部的区域是网球肘的固定筋结区

手太阳经筋经过肘部的区域也是网球肘的固定筋结区

穴位按摩辅助治疗

手三里穴
前臂背面桡侧,当阳溪穴和曲池穴连线上,肘横纹下2寸

支沟穴
前臂背侧,当阳池穴与肘尖连线上,腕背横纹上3寸,尺骨与桡骨之间

采用穴位按摩的方法进行辅助治疗,对于治疗网球肘有更好的疗效。其具体方法:以手指按揉患者的手三里穴和支沟穴,持续约3分钟。

048 肋软骨炎

肋软骨炎又称"肋软骨增生病",是指发生在肋软骨部位的慢性非特异性炎症。肋软骨炎多发于 25～35 岁女性,其症状为自感胸部钝痛或锐痛,深吸气、咳嗽或活动时患侧上肢感到疼痛且疼痛向肩部或背部放射以致不能举臂,往往迁延不愈,影响病人的工作和学习。

● 致病原因

1. 劳损或外伤:在搬运重物、急剧扭转身躯或因胸部挤压等使胸肋关节软骨造成急性损伤。此外,免疫功能失调或内分泌功能紊乱也可造成肋软骨炎。

2. 病毒感染:伤风感冒引起的病毒感染也可引起胸肋关节面软骨的水肿,从而导致肋软骨炎。

● 检查筋结

患者取俯卧位,首先检查患者第 2 至第 5 胸椎棘突周围,然后循着患者足太阳经筋和足阳明经筋路线探查。通常情况下,足阳明经筋行经肋部的区域是肋软骨炎的固定筋结区。

● 治疗步骤

探查到患者的筋结之后,要先后采用揉法、推法和擦法进行治疗。

1. 揉法:患者取仰卧位,操作者放松手腕,以掌根着力于肋部筋结区,用手腕带动前臂进行轻轻揉按,以患者能够耐受为度。

2. 推法:以掌根或指腹为着力点按压于筋结区,沿着经筋走向缓缓推移,反复推按 5～10 次。

3. 擦法:操作者以手掌大鱼际或小鱼际紧贴患者筋结区的皮肤,做直线往返的摩擦,操作 3～5 分钟,直至患者筋结区产生温热感。

● 预防措施

1. 避免感冒:肋软骨炎多发于冬春或秋冬之交气候转变的季节,所以在天气转凉时,首先要避免感冒。经常开窗通风,保持室内空气新鲜,多参加体育活动,增强自身的抵抗力。平时注意保暖,防止受寒。身体出汗时不要立即脱衣,以免受风着凉。衣着要松软、干燥,避免潮湿。平素易感冒者,必要时可以注射流感疫苗。

2. 搬抬重物要谨慎:提高防护意识,搬抬重物姿势要正确,不要用力过猛,要注意提防胸肋软骨、韧带的损伤。

肋软骨炎的经筋疗法

检查筋结

足阳明经筋行经肋部的区域是肋软骨炎的固定筋结区

穴位按摩辅助治疗

期门穴
位于胸部，当乳头直下，第6肋间隙，前正中线旁开4寸

章门穴
位于人体侧腹部，当第11肋游离端的下方

采用穴位按摩的方法进行辅助治疗，对于治疗肋软骨炎有更好的疗效。其具体方法：以手指按揉患者的期门穴和章门穴，持续约3分钟。

049 腿肚转筋

腿肚转筋又叫小腿腓肠肌痉挛，常发生在夜间、游泳或者运动时，通常是由腓肠肌过度疲劳导致。发作时局部表现疼痛、肿胀，以足尖着地行走，不敢以整个足底负重，但不予医治也能逐渐自愈。如伴有慢性劳损者，则以小腿后部的胀痛为主，过度活动或劳累则病情加重，休息后症状可减轻。

● 致病原因

1. 运动量过大或运动过急以致腓肠肌过于紧张。
2. 经过剧烈运动产生的代谢物没有及时排出体外，导致转筋。
3. 中老年人在睡眠中腿脚着凉也可引起转筋。
4. 中老年人和怀孕的女性常由于缺钙引起转筋。

● 检查筋结

患者取俯卧位，然后操作者沿着患者足太阳经筋循行路线探查筋结。通常情况下，腿肚转筋的固定筋结位于足太阳经筋行经腘窝、腓肠肌和足跟的部位。

● 治疗步骤

探查到患者的筋结之后，要先后采用点法、揉法和拿法进行治疗。

1. 点法：患者取俯卧位，操作者握拳，屈拇指或食指，以指端点按患者足太阳经筋上的筋结区域。
2. 揉法：操作者放松手腕，以手掌大鱼际着力于筋结区，用手腕带动前臂进行轻轻揉按，操作3～5分钟。
3. 拿法：操作者以大拇指和其余四指将患者筋结区的肌肉稍微用力拿起来，再快速放下，如此反复进行拿捏，操作10～20次。

● 预防措施

1. 注意钙质的补充：青春期阶段，钙质会相对缺乏，较易引起转筋。
2. 晚上睡觉时易转筋者，睡觉前在易转筋的部位作伸展运动。
3. 睡觉时注意小腿的保暖，可以多穿些衣服使手脚有暖意。
4. 脚板过度下垂，即往足底方向下垂也有可能会诱发腓肠肌转筋，所以，睡觉时要避免让脚板过度下垂。
5. 适时补充维生素D、维生素E。

腿肚转筋的经筋疗法

检查筋结

- 足太阳经筋行经腘窝的区域
- 足太阳经筋行经腓肠肌的区域
- 足太阳经筋行经足跟的区域

穴位按摩辅助治疗

委中穴
膝后区，腘窝横纹中点，当股二头肌肌腱与半腱肌肌腱的中间

承山穴
在小腿后面正中，当伸直小腿或足跟上提时腓肠肌肌腹下出现尖角凹陷处

采用穴位按摩的方法进行辅助治疗，对于治疗腿肚转筋有更好的疗效。其具体方法：以手指按揉患者的委中穴和承山穴，持续约3分钟。

050 梨状肌综合征

梨状肌综合征也称"坐骨神经盆腔出口综合征",是由梨状肌的急、慢性损伤或病变所导致的病症。其症状常表现为一侧臀部剧痛,且可放射至腰骶部和下肢,行走时疼痛加重。梨状肌损伤多见于中老年人或者体质较弱者,发病时常常伴有髋关节和骶髂关节的疼痛和病变。

● 致病原因

1. 外伤:闪、扭、跨越、站立、肩扛重物下蹲、负重行走及受凉等原因都可能造成梨状肌损伤。还有一些动作如下肢外展、外旋或由蹲位直立时,也可能使梨状肌过度牵拉而导致损伤。

2. 坐骨神经解剖异常:梨状肌与坐骨神经的解剖关系发生变异,也可导致坐骨神经受压迫或刺激而产生梨状肌综合征。

3. 某些妇科疾病:部分妇科疾患,如盆腔、卵巢或附件炎症,以及骶髂关节发生炎症时也有可能波及梨状肌,影响梨状肌附近的坐骨神经而引发相应的症状。

● 检查筋结

患者取俯卧位,操作者循着足太阳经筋和足少阳经筋在腰骶部、臀部和腿部的区域进行探查。通常情况下,梨状肌综合征的固定筋结会在足少阳经筋行经腰椎和骶髂关节的区域。

● 治疗步骤

经筋疗法治疗梨状肌综合征,要先后采用点法、揉法和擦法。

1. 点法:患者取仰卧位,操作者握拳,屈拇指或食指,以指端点按患者的筋结区域,点按3~5分钟。

2. 揉法:操作者放松手腕,手掌置于患者足少阳经筋在臀部的筋结区,用手腕带动前臂进行轻轻揉按,以患者局部出现酸胀感为度。

3. 擦法:操作者以手掌大鱼际紧贴患者筋结区的皮肤,做直线往返的摩擦,操作3~5分钟,直至患者感到局部皮肤温热。

● 预防措施

1. 剧烈运动前要充分做好热身活动,以拉开韧带,避免造成伤害。
2. 久坐办公室的工作人员每隔一段时间要活动一次,使腰骶部的血液得以流通。
3. 某些相关的妇科疾病如盆腔炎、卵巢病变等要及时医治。

梨状肌综合征的经筋疗法

检查筋结

通常情况下,梨状肌综合征的固定筋结会在足太阳经筋行经腰部的区域

足少阳经筋行经腰椎和骶髂关节的区域也是梨状肌综合征的固定筋结区域

穴位按摩辅助治疗

腰眼穴
第4腰椎棘突下,旁开约3.5寸凹陷中

环跳穴
股骨大转子最高点与骶管裂孔连线的中外1/3交点处

采用穴位按摩的方法进行辅助治疗,对于治疗梨状肌综合征有更好的疗效。其具体方法:以手指按揉患者的环跳穴和腰眼穴,持续约3分钟。

051 骶髂关节病

骶髂关节病多见于骶髂关节错位或者骶髂关节炎。发病时腰骶部位有剧烈疼痛，腰部不能灵活转动，常常以健侧负重。站立时，躯干向患侧倾斜，行走时多用手扶髋部。若为骶髂关节炎，则症状以骶部疼痛为主，局部可有广泛的压痛感。

● 致病原因

1. 外伤：骶髂关节损伤多由外伤所致，如弯腰搬取重物时姿势不当、跌倒时臀部着地、肩担重物时突然失足等。此外，身体失去平衡，重心突然转移，身体来不及适应就会导致骶髂关节错位而发生损伤。
2. 风寒湿热侵袭，使筋肉气血运行不畅，经络痹阻不通，导致骶髂关节病的发生。
3. 继发性疾病：腰椎间盘突出、腰肌劳损、椎管狭窄、骨质增生、盆腔炎症等，若不及时治疗都可引发骶髂关节病。

● 检查筋结

患者取俯卧位，操作者循患者足太阳经筋和足少阳经筋的循行路线进行探查。通常情况下，足太阳经筋行经腰骶部和下肢的区域是骶髂关节病变的固定筋结区域。

● 治疗步骤

查明筋结的具体位置之后，可先后采用肘按法、推法和擦法进行治疗。

1. 患者取俯卧位，操作者以屈肘的肘尖为作用点，来按压患者的筋结区域，要在患者能够忍受的范围内进行，前后按压操作 10 余次。
2. 操作者以掌根为着力点按压于筋结区，沿着足太阳经筋在腰部的走向缓缓进行反复推揉，操作 3～5 分钟。
3. 操作者以手掌大鱼际紧贴患者筋结区的皮肤，做直线往返的摩擦，操作 3～5 分钟，以患者筋结区产生温热感为度。

● 预防措施

1. 加强体育锻炼，以增强腰骶部位的肌肉力量。
2. 劳动中注意体位，加强对腰骶部位的保护。
3. 注意腰骶部位的保暖，防止受凉。
4. 如有腰椎间盘突出、腰肌劳损、椎管狭窄、骨质增生等疾病要及时治疗，避免迁延病变，延及腰骶部位。

骶髂关节病的经筋疗法

检查筋结

通常情况下，患者足太阳经筋行经大腿至腰骶的部位是骶髂关节病的固定筋结区域

穴位按摩辅助治疗

命门穴
在腰部，后正中线上，在第2腰棘突下凹陷中

上髎穴
在骶部，当髂后上棘与后正中线之间，第1骶后孔处

采用穴位按摩的方法进行辅助治疗，对于治疗骶髂关节病有更好的疗效。其具体方法：以手指按揉患者的命门穴和上髎穴，持续约3分钟。

052 项背肌筋膜炎

项背肌筋膜炎是指筋膜、肌肉、肌腱和韧带等软组织的无菌性炎症，常见病症为项背部酸痛不适、肌肉僵硬板滞或有重压感，疼痛可向一侧或两侧背部与肩胛之间放射。晨起或天气变化及受凉后症状加重，活动后疼痛减轻，常反复发作。急性发作时，局部肌肉紧张、痉挛，项背部活动受限。

● 致病原因

1. 肩部外伤没有彻底治愈，迁延日久形成劳损性肌筋膜炎。
2. 项背部过度劳累，导致肌肉疲劳失养，引发项背肌筋膜炎。
3. 久卧湿地，寒凝血滞，使肌筋气血运行不畅，经络痹阻不通，导致项背肌筋膜炎发生。正因为如此，项背肌筋膜炎患者才对天气变化较敏感。

● 检查筋结

患者取俯卧位，操作者循患者手少阳经筋、手阳明经筋和手太阳经筋循行路线进行探查。通常情况下，患者第 4 至第 7 颈椎棘突周围是项背肌筋膜炎的固定筋结区。

● 治疗步骤

查明筋结位置之后，要先后采用点法、滚法和揉法进行治疗。

1. 点法：患者取坐位，操作者握拳，屈拇指或食指，以指端点按患者颈肩部的筋结区域，以激发经脉之气。
2. 滚法：操作者手背固定于患者筋结区，微屈四指，以腕部带动前臂做前后旋转运动，在患者的筋结区内进行连续滚动，操作 3～5 分钟。
3. 揉法：操作者放松手腕，以掌根着力于筋结区，用手腕带动前臂进行轻轻揉按，操作 3～5 分钟。

● 预防措施

1. 加强项背部功能锻炼，积极参加体育活动，如体操、打太极拳等，增强身体素质和项背部肌肉的力量。
2. 避免过度疲劳，要劳逸结合，注意项背部保暖，防止受凉、感冒。

项背肌筋膜炎的经筋疗法

检查筋结

通常情况下，手太阳经筋在患者背部的分布区域是项背肌筋膜炎的固定筋结区

手阳明经筋绕过肩胛部，行至夹脊的区域也是项背肌筋膜炎的固定筋结区

穴位按摩辅助治疗

风府穴
后发际正中直上1寸，两斜方肌之间的凹陷中

风门穴
位于背部，当第2胸椎棘突下，旁开1.5寸

采用穴位按摩的方法进行辅助治疗，对于治疗项背肌筋膜炎有更好的疗效。其具体方法：以手指按揉患者的风府穴和风门穴，持续约3分钟。

第五章

内科疾病经筋疗法

内科疾病主要包括呼吸内科、消化内科等多种疾病。本书涉及的内科疾病，主要是经筋错乱或者经筋病变所导致的内科疾病，经筋疗法对于这些内科疾病同样有着较好的疗效。本章精选了日常生活中常见的 12 种内科疾病，如咳嗽、胃痛、腹泻、便秘等，并配以简单易懂的图示，以便读者能够快速掌握内科疾病的治疗手法，从而进行自我诊断和治疗。

053 咳嗽

咳嗽是肺系疾病的主要症候之一。有声无痰为咳，有痰无声为嗽，痰与声多并见，难以区分清楚，所以一般并称为咳嗽。干咳、喉咙发痒、咽喉干痛是风燥伤肺；咳痰不利，痰液黏稠发黄，伴有鼻涕和口渴则是风热犯肺。痰液清稀，伴鼻流清涕和恶寒是风寒束肺。

● 致病原因

1. 外感咳嗽是由于风寒、风热或风燥外侵，肺气不宣，清肃失降而滋生痰液，一般外感咳嗽比较多发，咳声比较重，而且发病比较急，病程比较短。

2. 内伤咳嗽是因为饮食不节，脾失所运，痰液内生，肺干而咳，或者是由于肝脏失调，肝火旺盛，气火循经犯肺，引发咳嗽，内伤咳嗽发病较为缓慢，病程较长，通常患者伴有体虚。

● 检查筋结

患者取俯卧位，操作者先以拇指触诊，握空拳自上至下轻轻叩击患者背部，以了解有无筋结。探查时侧重于检查位于颈椎的定喘穴和大椎穴周围，这两个穴位附近通常是咳嗽的固定筋结，对这两个穴位附近进行按揉可以起到很好的止咳疗效。

● 治疗手法

患者取俯卧位，操作者以强烈刺激手法作用于筋结，用手掌大小鱼际沿着脊柱两旁足太阳经筋循行路线从枕骨向下推按至第12胸椎棘突，每侧推按4~5遍。采用以上步骤缓解咳嗽之后，再先后采用点法、掌推法、擦法和拿法进行治疗。

1. 点法：操作者将双手拇指或食指屈曲，以指关节置于颈椎棘突两侧，从上至下点按1~3分钟，以患者有明显酸胀感为度。

2. 掌按法：操作者以掌推法按顺序推压第1~5胸椎棘突，以松动椎间，刺激脊神经。

3. 擦法：操作者以掌根或大小鱼际沿着胸骨从上到下摩擦，至局部微热为度。

4. 拿法：操作者以拇指和四指提拿颈肩部肌肉，以激活气血，消除炎症。

● 预防措施

1. 生活起居要有规律，保证充足睡眠，坚持锻炼身体以增强体质，注意保暖，避免风寒。

2. 饮食要避免辛辣，多吃生梨、金橘、鲜藕、荸荠、山楂、黄瓜、芝麻、核桃、蜂蜜及其他新鲜水果、蔬菜等食品。

咳嗽的经筋疗法

检查筋结

足太阳经筋行经颈椎的区域是咳嗽的固定筋结产生区域

定喘穴
是咳嗽的其中一个固定筋结点，其位于人体背部第7颈椎棘突下，旁开0.5寸

大椎穴
是咳嗽的另一固定筋结点，其位于颈部下端，第7颈椎棘突下凹陷中

内科疾病经筋疗法

054 咽喉异物感

咽部异物感是咽部的异常感觉，如球塞感、瘙痒感、紧迫感、黏着感、烧灼感、蚁行感、无咽下困难的吞咽梗阻感等。还有部分患者有颈部不适感、紧迫感、自觉呼吸不畅及咽喉部有物上下移动不定的感觉。

● 致病原因

咽喉异物感的机理相当复杂，目前尚未完全清楚，但现代医学研究表明，咽喉异物感与以下因素有关。

1. 咽喉部和邻近器官的病变，如咽炎、扁桃体炎、食管炎、鼻窦炎等。
2. 消化系统疾病，如食管炎、胃溃疡或十二指肠溃疡、胃炎、慢性阑尾炎等。
3. 某些全身性疾病，如缺铁性贫血、甲状腺功能异常、性腺功能异常、更年期综合征、糖尿病等。
4. 精神因素，如过度紧张、忧虑、恐惧等。

● 检查筋结

患者取坐位，由于经筋疾病可以放射到肢体的远端，所以操作者在检查筋结时要探查患者四肢、肩部等部位，并进行左右对比，以判断筋结的具体位置。一般来说，咽喉异物感的固定筋结通常都位于足阳明经筋，散布于颈部的部位，要对这些部位进行重点检查。

● 治疗手法

1. 指推法：先以轻柔的手法松解患处筋结，之后采用指推法自枕骨处向前下方用力推按头顶，反复操作1~2分钟。
2. 揉法：以手掌大小鱼际从枕骨下侧肌肉向下揉按，至第7颈椎棘突两旁，反复进行揉按直至患者颈部发热、发胀为止。

● 预防措施

1. 多喝水，吃稀软食物，不吃辛辣和过于油腻的食物。
2. 加强身体锻炼。
3. 保持愉快的心情。
4. 给患者详细讲解疾病的相关知识，消除患者的消极心理暗示。

咽部异物感的经筋疗法

检查筋结

咽喉异物感的固定筋结通常都位于足阳明经筋散布于颈部的部位

穴位按摩辅助治疗

风池穴
位于后颈部枕骨下，两条大筋外缘陷窝中，相当于与耳垂平齐

大椎穴
颈部下端，第7颈椎棘突下凹陷中

在采用经筋疗法治疗咽喉异物感的同时，可以用穴位按摩法进行辅助治疗。其具体方法：用手指按揉患者风池穴和大椎穴，持续约3分钟。

055 呃逆

呃逆即打嗝，指气从胃中上逆，喉间频频作声，声音急而短促。是一个常见的生理现象，由横膈膜痉挛收缩引起。健康的人也可发生一过性呃逆，多与饮食有关，特别是饮食过快、过饱，摄入过热或过冷的食物、饮料、酒水等，外界温度变化和过度吸烟亦可引起呃逆。

●致病原因

1. 饮食因素：喝太多饮料会将胃塞满，从而冲淡了消化液。消化液浓度越低，呃逆就会越重。喝充气饮料、吃饭太快、吃饭时话太多都可能吸入过多空气而引发呃逆。

2. 焦虑情绪：当人处于精神压力过大的状态时，身体对氧气的需求就会增加，人就会机械地用嘴吸进更多空气，从而引起呃逆。

3. 某些疾病的征兆：在无任何诱因的情况下突然出现呃逆，可能是某些身体器官发生病变的征兆，如胃病、肠病、肝病、胆囊疾病等。

●检查筋结

患者取坐位或者俯卧位，操作者先以拇指触诊和空拳叩击的方式检查颈部下段和胸部上段，以了解筋结的具体位置。一般来说，呃逆的固定筋结常存在于足太阳经筋行经胸椎的部位，检查时要重点检查这一区域。

●治疗手法

1. 擦法：患者取俯卧位，操作者采用擦法沿着左右肋弓进行摩擦，以局部发热、发胀为度。

2. 拿法：操作者用拇指和食指拿捏脊柱两旁的肌肉，沿上颈段至上胸段，操作2～3分钟。

3. 按法：操作者以手掌大小鱼际沿着足太阳经筋分布于脊柱两旁的部位进行按揉，每侧施治4～5遍。

4. 叩击法：操作者以空拳叩击胸椎棘突及其周围1～3分钟。

●预防措施

1. 饮食时要细嚼慢咽，避免狼吞虎咽。

2. 积极调整情绪，保持愉悦的心情。

3. 如果持续不停地打嗝，就可能是胃、横膈、心脏、肝脏疾病或肿瘤的症状，应及时去医院诊治。

呃逆的经筋疗法

检查筋结

一般来说，呃逆的固定筋结在足太阳经筋行经胸前的部位

056 胃痛

胃痛又称"胃脘痛",是以胃脘近心窝处常发生疼痛为主的疾患。胃痛的伴随症状很多,如打嗝、胀气、恶心、呕吐、腹泻、胸闷等。如果伴随胸闷、烧心、吐酸水、打嗝等症状,可能是食管疾病;假如伴随空腹疼痛、饱胀饿痛、打嗝有酸味,甚至吐血等症状,可能是胃溃疡。

● 致病原因

1. 饮食原因:饮食不洁、饮食不节会损伤脾胃,使胃气失和而引发疼痛。如辛辣、肥腻等刺激性食物或过度饮酒也会损伤脾胃,导致胃闷胀痛。

2. 精神原因:忧思恼怒、情志失调会使肝气犯胃,从而引发胃痛,所以有些人在生气时容易发生胃痛。

3. 相关病症:许多相关病症会引发胃痛,如胃和十二指肠溃疡、返流性食管炎、胃下垂、胰腺炎、胆囊炎及胆石症等。

4. 胃部的不正常蠕动:胃部的蠕动不正常,食物滞留胃中,也会有胃胀胃痛的症状。

● 检查筋结

经筋疗法治疗功能性胃脘疼痛有较好的效果。对于胸椎小关节错位引起的胃痛,要以检查和纠正胸椎小关节错位为主,配合调理脾胃功能经筋;如果检查胸椎棘突后凸不明显,则应以检查和调理脾胃功能为主。胃痛的固定筋结常在足阳明经筋循行于腹部的区域,检查时要注重足阳明经筋在腹部循行区域。

● 治疗手法

经筋疗法治疗胃痛可分为两步,先采用推法,后采用揉法。

1. 推法:患者取俯卧位,操作者以掌推法或拳平推法沿着脊柱两旁的足太阳经筋从枕骨向下推按至第12胸椎棘突,每侧施治4~5遍。

2. 揉法:患者改为仰卧位,采用揉法治疗。操作者在足阳明经筋行经腹部的区域,用手掌大小鱼际或者掌根轻轻揉按1~2分钟,以患者腹部感觉温热为度。

● 预防措施

1. 纠正不良的饮食习惯,注意营养平衡,多食清淡,少食肥甘及刺激性食物,多吃软、温的食物,少吃坚硬、粗糙的食物。

2. 饮食定时定量,每日三餐或加餐均应定时,间隔时间要合理。急性胃痛的病人应尽量少食多餐,不吃零食,减轻胃的负担。

胃痛的经筋疗法

检查筋结

检查筋结方法：操作者先以空拳由上至下叩击患者胸椎，以了解有无疾病筋结。

胃痛的固定筋结常在足阳明经筋循行于腹部的区域

穴位按摩辅助治疗

中脘穴
位于人体上腹部，前正中线上，脐上4寸

内关穴
在前臂掌侧，当曲泽穴与大陵穴的连线上，腕横纹上2寸，掌长肌腱与桡侧腕屈肌腱之间

在采用经筋疗法治疗胃痛的同时，可以用穴位按摩法进行辅助治疗。其具体方法：用手指按揉患者中脘穴和内关穴，持续3分钟左右。

内科疾病经筋疗法

057 腹泻

腹泻是一种常见症状，腹泻患者指排便次数过多、粪质稀薄、水分增加，粪便含未消化食物或脓血、黏液。腹泻常伴有排便急迫感、肛门不适、失禁等症状。腹泻分急性和慢性两类。急性腹泻发病急剧，病程在 2～3 周；慢性腹泻病程多在 2 个月以上或间歇期在 2～4 周，常复发。

● 致病原因

1. 肠道炎症和肿瘤：肠道感染性炎症和肠道肿瘤，如结肠癌及直肠癌等，会引发肠黏膜浸润、糜烂和溃疡等病变，均可导致腹泻。

2. 消化不良：肠道菌群失调或消化酶缺乏可导致食物的分解异常，不能被肠道很好地消化和吸收，可引起营养物质的吸收障碍从而导致腹泻。

3. 食物中毒：如葡萄球菌肠毒素所引起的食物中毒、河豚中毒及肉毒素中毒等。

● 检查筋结

患者取坐位或俯卧位，操作者先以拇指触诊，以空拳叩击的方法了解是否有颈椎和腰椎关节轻度错位，了解有无疾病筋结。足太阴经筋从脐部上行腹内，结于肋骨，散布胸中。腹泻的固定筋结常在足太阴经筋循行于腹部的区域，所以检查筋结时应重点探查这一区域。

● 治疗手法

经筋疗法治疗腹泻，应先后采用按法和推法。

1. 按法：患者取仰卧位，操作者以手掌或者大小鱼际按揉腹部胀痛点或者条块样的筋结点，反复按揉 10 余次。

2. 推法：操作者用掌推法或拳平推法，沿着小腿内侧足太阴经筋循行路线推按，以酸胀为度，操作约 3 分钟。

● 预防措施

1. 注意食品卫生是重点，食物要生熟分开，避免交叉污染；吃剩的食物应及时储存，食用前要加热，以热透为准。食用螺、贝壳、螃蟹等产品时要煮熟蒸透。

2. 不喝生水，生活中应防止饮用水被污染。

3. 避免腹部受凉。

4. 平常应加强锻炼，以强腰壮肾，增强体质。

5. 尽量减少与腹泻病人的接触，特别是不要共用餐具。

6. 清洁环境、灭蝇、灭蟑。

腹泻的经筋疗法

检查筋结

腹泻的固定筋结常在足太阴经筋循行于腹部的区域

穴位按摩辅助治疗

大横穴
腹中部，横平肚脐，距脐中4寸处

气海穴
位于前正中线，脐下1.5寸

在采用经筋疗法治疗腹泻的同时，可以用穴位按摩法进行辅助治疗。其具体方法：用手指按揉患者大横穴和气海穴，持续约3分钟。

内科疾病经筋疗法

058 便秘

便秘是一种很常见的临床症状,主要表现是大便次数减少,间隔时间延长,或粪质干燥,排出困难。常常伴有腹胀、腹痛、食欲减退、嗳气反胃等症。慢性便秘多无明显症状,可伴有头昏、头痛、易疲劳等神经官能症。

● 致病原因

1. 不良的饮食习惯使食物的机械性或化学性刺激不足,或因摄入的食物过少、过细,尤其是缺少大量沉渣(粗纤维)的食物,使肠道刺激减少,反射性蠕动减弱而造成便秘。

2. 排便姿势不当、经常服用强泻剂及灌肠等,均可造成直肠反射敏感性下降,以致虽有粪便进入,但不足以引起有效的神经冲动,使排便反射不能产生。

3. 不良的生活习惯、睡眠不足、高度的精神紧张等,也可造成结肠的蠕动失常和痉挛性收缩而引起便秘。

● 检查筋结

患者取坐位,操作者先以拇指触诊,用手掌轻轻按揉患者腹部,以探查筋结所在。由于足阳明经筋自阴器上入腹部,沿腹部正中线两侧上行结于缺盆穴,所以在足阳明经过腹部的区域常常会有便秘的筋结点,检查时应注意。

● 治疗手法

治疗便秘要先后用到揉法和拿法。

1. 揉法:患者取仰卧位,操作者手放于患者腹部筋结区域,从右下腹开始按揉,向上揉至右肋下,拐向左,揉至左肋下,拐向下,揉至耻骨部,从轻到重按揉约20分钟。

2. 拿法:操作者沿脊柱两侧用手指捏起患者表皮,以微痛为度,从骶部一直捏至颈下,反复操作10余次。

该手法最好在餐后习惯于排便的时间进行,可促进大肠蠕动产生便意,顺利地排出大便。另外,便秘患者还可以长期坚持做提肛锻炼,以增强盆底肌肉力量,减轻症状。

● 预防措施

1. 养成按时排便习惯。
2. 多吃韭菜、芹菜、菠菜、大枣、芝麻和胡桃等食物,多喝水。
3. 坚持体育锻炼,增强人体腹部和会阴部肌肉的力量,以利于保持大便通畅。

便秘的经筋疗法

检查筋结

患者的足阳明经筋分布于腹部区域，常常会有便秘的筋结点

穴位按摩辅助治疗

命门穴
位于后正中线上，第2腰椎棘突下凹陷处

小肠俞
第1骶椎棘突下，前正中线旁开1.5寸处

在采用经筋疗法治疗便秘的同时，可以用穴位按摩法进行辅助治疗。其具体方法：用手指按揉患者命门穴和小肠俞穴，持续约3分钟。

内科疾病经筋疗法

059 长期低热

长期低热是指以口腔温度为标准，体温在 37.3～38℃波动。长期低烧指持续发热两周以上，不包括间断发热。引起低热的原因较多，要依据临床表现，查清病因，审因论治。

● 致病原因

1. 感染性低热：感染性低热占长期低热的 40% 左右，慢性胆道感染、慢性尿路感染、慢性肾盂肾炎等慢性感染性疾病常会导致低热，中耳炎、鼻窦炎等慢性病也会引起长期低热。

2. 非感染性发热：肝炎、肝硬化、类风湿性关节炎、播散性红斑狼疮、甲状腺机能亢进症等病症也会引起长期低热的发生。

3. 功能性发热：包括生理性发热、季节性发热、环境性发热和神经功能性发热。

● 检查筋结

患者取坐位，操作者先以拇指触诊，以拇指指尖在头面部由前至后检查筋结。长期低热的患者会在手太阳经筋经由面部的区域产生筋结，要将这一区域作为检查筋结的重点。

● 治疗手法

经筋疗法治疗长期低热，先后采用指推法、揉法和拿法。

1. 指推法：患者取坐位，操作者用双手拇指自印堂穴至发际处反复推按，以患者感到发热为止。

2. 揉法：操作者以双手大小鱼际在患者太阳穴及其附近轻缓地揉按，持续约 5 分钟。

3. 拿法：嘱咐患者放松颈部肌肉，采用拿法提拿患者肩部肌肉 5～8 分钟。

● 预防措施

长期低热应注意以下几点。

1. 多休息：患者不适宜从事服务、教育等与他人接触的工作，直到低热治愈。

2. 补充营养：发热是机体产热过剩的表现，而产热的过程需要消耗身体更多的能量，所以患者需要及时补充肉类、牛奶、鸡蛋、绿色蔬菜等。

3. 多参加体育锻炼，增强体质。

长期低热的经筋疗法

检查筋结

长期低热的患者会在手太阳经筋经由头面部的区域产生筋结

穴位按摩辅助治疗

天突穴
在颈部，当前正中线上，胸骨上窝中央

风池穴
位于后颈部枕骨下，两条大筋外缘陷窝中，相当于与耳垂平齐

除了按揉手太阳经筋在面部的筋结，按摩天突穴和风池穴进行配合治疗也对长期低热有良好的疗效。

内科疾病经筋疗法

060 胁痛

胁痛是一侧或两侧胸胁部疼痛为主要表现的病症，是临床常见的一种自觉症状。胁是指侧胸部，由腋部以下至第十二肋部的统称。胁痛发病时，疼痛由后向前沿相应的肋间隙放射，疼痛呈刺痛或烧灼样痛，且咳嗽、深呼吸或打喷嚏时疼痛加重，胸椎棘突旁和肋间隙有明显压痛。

●致病原因

1. 肋软骨炎：好发于青壮年，病因尚不明确。
2. 肋间神经痛：是一组症状，指胸神经根由于不同原因的损害，如胸椎退行病变、胸椎结核、胸椎损伤、胸椎硬脊膜炎、胸椎肿瘤、强直性脊柱炎等疾病，或肋骨、纵隔、胸膜病变，肋间神经受到压迫、刺激，出现炎性反应。

●检查筋结

患者取坐位或俯卧位，操作者以拇指触诊颈椎，再以空拳沿着颈椎和胸椎从上至下轻轻叩击，以探查有无筋结。一般情况下，筋结会在第 6 至第 9 胸椎旁。另外，因为足少阳经筋行经季胁，所以要重点检查腋下至季胁部位的足少阳经筋，以了解是否有局部筋结存在。

●治疗手法

经筋疗法治疗胁痛，要先后采取按法、肘推法、擦法和叩击法。

1. 按法：患者取俯卧位，操作者以掌根沿着脊柱两侧足太阳经筋循行路线按压至第 12 胸椎棘突，每侧操作 4～5 遍。
2. 肘推法：以肘部为着力点，在患者背部第 7 至第 9 胸椎棘突推揉 1～2 分钟。
3. 擦法：以手掌大鱼际，在患者感到疼痛的胁肋部采用擦法进行摩擦，直至局部微热为度。
4. 叩击法：手握空拳，轻轻叩击患者胸椎棘突及其周围，时间控制在 1～3 分钟。

●预防措施

1. 久坐者要注意坐姿，避免劳累，要劳逸结合，多食蔬菜、水果、瘦肉等食物。
2. 注意调整情绪，保持心情舒畅。
3. 注意饮食，忌酒，忌辛辣肥腻和生冷不洁的食物。
4. 注意保暖，避免受凉。
5. 有基础性胸椎疾病者要及早治疗，以免继发肋间神经痛。

胁痛的经筋疗法

检查筋结

第6~9胸椎周围是胁痛的固定筋结区域

足少阳经筋行经季胁的部位是胁痛的固定筋结区域

061 糖尿病

糖尿病是一种以高血糖为特征的代谢性疾病。高血糖是由于胰岛素分泌不足或其生物作用受损，或两者兼有引起。长期存在的高血糖会导致各种脏腑组织，特别是眼睛、肾脏、心脏、血管、神经的慢性损害或功能障碍。

● 致病原因

1. 遗传因素：与基因遗传有关，研究表明，有糖尿病家族史的人，其患糖尿病的概率比常人要高。
2. 肥胖因素：糖尿病的一个重要诱发因素就是肥胖症。
3. 年龄因素：年龄也是糖尿病的发病因素之一，许多糖尿患者在55岁以后发病。
4. 不健康的生活方式：吃高热量的食物和运动量的不足也能引起糖尿病。

● 检查筋结

患者取俯卧位，操作者循着患者足太阴经筋的走向进行探查。检查时，要特别注意患者内踝下、足弓附近、三阴交穴附近，这些区域是糖尿病的固定筋结区。

● 治疗手法

探查到患者的筋结之后，要先后采用点法、肘推法和揉法进行治疗。

1. 点法：患者取坐位，操作者握拳，屈拇指或食指，以指端点按患者小腿内侧三阴交穴周围的筋结，以激发经脉之气。
2. 肘推法：患者改为俯卧位，操作者以肘部作用于患者胸椎棘突周围的筋结，缓缓进行推按，以患者能够耐受为度，操作3~5分钟。
3. 揉法：操作者放松手腕，以手掌大鱼际置于筋结区，用手腕带动前臂进行轻轻揉按，以达到疏筋、理筋的目的。

● 预防措施

1. 生活要有规律，不暴饮暴食。吃饭要细嚼慢咽，多吃蔬菜，饮食忌辛辣，要多吃杂粮，食物不可太咸，控制食盐摄入量。
2. 多参加体育锻炼，少熬夜。
3. 戒烟限酒。

糖尿病的经筋疗法

检查筋结

足太阳经筋行经内踝下和足弓的区域是糖尿病的固定筋结点

三阴交穴是糖尿病的固定筋结之一，位于小腿内侧，足内踝上缘大约四指宽，踝尖正上方胫骨边缘凹陷中

穴位按摩辅助治疗

阴陵泉穴
在小腿内侧，胫骨内侧髁下缘与胫骨内侧缘之间的凹陷中

足三里穴
在小腿外侧，犊鼻下3寸，犊鼻穴与解溪穴连线上

采用穴位按摩的方法进行辅助治疗，对于治疗糖尿病有更好的疗效。其具体方法：以手指按揉患者的足三里穴和阴陵泉穴，持续约3分钟。

内科疾病经筋疗法

062 慢性鼻炎

慢性鼻炎是鼻黏膜及黏膜下层的慢性炎症。其主要特点是炎症持续三个月以上或反复发作，迁延不愈，间歇期亦不能恢复正常，且无明确的致病微生物，伴有不同程度的鼻塞，分泌物增多，鼻黏膜肿胀或增厚等障碍。

● 致病原因

1. 局部病变：急性鼻炎反复发作或治疗不彻底可发展成慢性鼻炎；邻近的慢性炎症如慢性鼻窦炎、慢性扁桃体炎等长期刺激也可引发慢性鼻炎。
2. 全身病变：长期慢性疾病，如内分泌失调、长期便秘、肾病和心血管疾病等可导致鼻黏膜长期或频繁充血或瘀血。
3. 环境因素：在水泥、烟草、煤尘、面粉或化学物质等环境中的工作者，鼻黏膜受到物理和化学物质的刺激与损害可造成慢性鼻炎；长期处于温湿度急剧变化的环境中也可导致慢性鼻炎。
4. 维生素缺乏，如维生素 A 或维生素 C。
5. 烟酒过度可影响鼻黏膜血管舒张而发生疾患。

● 检查筋结

患者取坐位或俯卧位，操作者检查患者的手阳明经筋和手太阴经筋循行部位。通常情况下，慢性鼻炎会在手太阴经筋经过颈肩、手臂的部位有固定筋结。患者颈椎棘突旁，第 4、5 胸椎棘突旁，以及双侧风池穴周围也会有固定筋结存在。

● 治疗步骤

经筋疗法治疗慢性鼻炎，要先后采取点法、揉法和拨法。

1. 点法：患者取坐位，操作者握拳，屈拇指或食指，以指端点按患者风池穴附近的筋结区域，以激发经脉之气。
2. 揉法：操作者放松手腕，以手掌大鱼际着力于手太阴经筋上的筋结区，用手腕带动前臂进行轻轻揉按，操作 3～5 分钟。
3. 拨法：操作者拇指固定于筋结区，其他四指用力沿着肌肉走向或与肌肉走向成一定角度进行拨动，操作 10 余次。

● 预防措施

1. 戒烟酒，注意饮食卫生和环境卫生，避免粉尘对鼻腔的刺激。
2. 避免长期使用鼻腔减充血剂，该类药物有可能造成药物性鼻炎。
3. 积极治疗急性鼻炎，每遇感冒鼻塞加重，不可用力擤鼻，以免引起鼻腔感染。

慢性鼻炎的经筋疗法

检查筋结

风池穴
位于后颈部，枕骨下，两条大筋外缘陷窝中，相当于与耳垂平齐

慢性鼻炎患者会在手太阴经筋经过颈肩的部位有固定筋结。另外，患者第4和第5胸椎棘突旁和双侧风池穴周围也会有固定筋结

穴位按摩辅助治疗

上迎香穴
在面部，当鼻翼软骨与鼻甲交界处，近鼻唇沟上端处

天突穴
颈部，当前正中线上，胸骨上窝中央

采用穴位按摩的方法进行辅助治疗，对于治疗慢性鼻炎有更好的疗效。其具体方法：以手指按揉患者的上迎香穴和天突穴，持续约3分钟。

内科疾病经筋疗法

063 胃下垂

胃下垂是由于膈肌悬力不足、支撑内脏器官韧带松弛，或腹内压降低、腹肌松弛，导致站立时胃大弯抵达盆腔，胃小弯弧线最低点降到髂嵴连线以下。同时，常伴有十二指肠球部位置的改变。

● 致病原因

1. 体质因素：体质瘦弱无力者，胃壁肌肉张力弛缓，胃遂延长下垂。
2. 腹压因素：在腹壁肌肉弹性降低或腹腔内压力突然下降的情况下，如妊娠分娩、腹水大量排泄之后可致胃及其他内脏下垂。
3. 十二指肠溃疡或幽门病变引起不完全梗阻，可使胃扩大，日久可导致胃下垂。
4. 长期脱离劳动，会使腹壁肌肉缺乏锻炼，导致胃下垂；饱食之后参加剧烈运动或劳动，也可引起胃下垂。

● 检查筋结

患者取仰卧位，操作者循着患者足阳明经筋和足太阴经筋循行路线进行检查。胃下垂的固定筋结通常位于患者上脘穴、中脘穴、下脘穴和神阙穴周围，此外，患者足阳明经筋和足太阴经筋在下肢的循行区域也可能有固定筋结。

● 治疗步骤

检查到筋结之后，先后采用点法、掌揉法和擦法进行治疗。

1. 点法：患者取仰卧位，操作者以指端点按患者的上脘穴、中脘穴、下脘穴和神阙穴周围，手法要轻柔，以患者能够耐受为度，操作3～5分钟。
2. 掌揉法：操作者放松手腕，以掌根着力于腹部筋结区，用手腕带动前臂进行轻轻按揉，操作3～5分钟。
3. 擦法：操作者以手掌大鱼际紧贴患者筋结区的皮肤，做直线往返的摩擦，操作3～5分钟，以患者筋结区产生温热感为度。

● 预防措施

1. 宜少食多餐，勿暴饮暴食。禁食辛辣刺激的食物，宜进食易消化、营养丰富的食物。
2. 饭后不要参加重体力劳动和剧烈活动，可适当进行散步。
3. 保持乐观情绪，勿暴怒，勿郁闷。
4. 平常要积极参加体育锻炼，如散步、打太极拳等。
5. 如患有慢性消化系统疾病，应积极彻底治疗，以避免诱发胃下垂。

胃下垂的经筋疗法

检查筋结

上脘穴
位于上腹部，前正中线上，当脐中上5寸处

下脘穴
位于上腹部，前正中线上，当脐中上2寸

胃下垂患者的足阳明经筋行经腹部的区域有固定筋结。另外，患者胸腹部上脘穴、中脘穴、下脘穴和神阙穴周围也会有固定筋结

穴位按摩辅助治疗

胃俞穴
在脊柱区，第12胸椎棘突下，后正中线旁开1.5寸

三焦俞
在背部，第1腰椎棘突下，后正中线旁开1.5寸

采用穴位按摩的方法进行辅助治疗，对于治疗胃下垂有更好的疗效。其具体方法：以手指按揉患者的胃俞穴和三焦俞穴，持续约3分钟。

内科疾病经筋疗法

064 胆囊炎

胆囊炎是较常见的疾病，发病率较高。根据其临床表现，又可分为急性和慢性两种类型，常与胆石症合并存在。右上腹剧痛或绞痛，多见于结石或寄生虫嵌顿梗阻胆囊颈部所致的急性胆囊炎，疼痛常突然发作，十分剧烈。胆囊管非梗阻性急性胆囊炎时，右上腹疼痛一般不剧烈，多呈持续性胀痛。

● 致病原因

1. 感染：来自肠道、胆道，或经由血液或淋巴的细菌上行至胆囊，引发胆囊炎。此外，真菌、寄生虫感染也可导致胆囊炎。
2. 代谢紊乱：胆固醇的代谢发生紊乱时，可导致胆固醇酯沉积于胆囊黏膜而引起轻度胆囊炎症。
3. 血管病变：胆囊壁血管病变可导致胆囊黏膜损害，从而引起胆囊浓缩功能降低或丧失，最终导致胆囊壁纤维化，引发胆囊炎。
4. 胆囊动力障碍：胆囊张力和动力异常、排空时间延长、胆囊增大等都会引发胆囊壁增厚和纤维化，并伴有慢性炎症。

● 检查筋结

患者取坐位或俯卧位，然后操作者循着患者腰背部位的足太阳经筋和足少阳经筋循行区域进行探查。患者第6至第9胸椎棘突旁会有固定筋结点，另外，在患者背部的肝俞穴和胆俞穴及其周围也可能有筋结或条索状物。

● 治疗步骤

经筋疗法治疗胆囊炎，要先后采取点法、按法、推法和擦法。

1. 点法：患者取俯卧位，操作者握拳，屈拇指或食指，以指端点按患者背部肝俞穴和胆俞穴附近的筋结区域，操作3~5分钟。
2. 按法：操作者用手掌掌根或鱼际部位按压筋结区域，至患者局部酸麻为止。
3. 推法：操作者以肘部着力进行推按，作用于患者第6至第9胸椎棘突周围，上下推按1~3分钟。
4. 擦法：操作者以手掌大鱼际紧贴患者筋结区皮肤，做直线来回的摩擦，至筋结区的皮肤产生温热感为止。

● 预防措施

1. 注意饮食：食物以清淡为宜，少食油腻和炸、烤的食物。
2. 避免长时间静坐不动，平常要多走动、多运动。

065 眩晕

眩晕是因机体对空间定位障碍而产生的一种动性或位置性错觉,它涉及多个学科。绝大多数人一生中均经历此症。据统计,眩晕症占内科门诊病人的5%,占耳鼻咽喉科门诊病人的15%。眩晕可分为真性眩晕和假性眩晕。

● 致病原因

1. 脑栓塞:轻度的脑栓塞可引起眩晕,使患者出现头晕目眩、一侧肢体麻木或无力等症状,多为突发。
2. 甲状腺功能减退症:患者会因血压低、心脏排血量减少、血流迟缓而导致脑组织缺氧出现眩晕。

● 检查筋结

患者取坐位或仰卧位,操作者先以拇指指尖在患者头部由前至后、由左至右查找筋结。眩晕的固定筋结与头痛类似,常在双侧太阳穴、双侧风池穴及周围找到压痛点,但眩晕的筋结范围比头痛更广泛,治疗时作用面宜广。

眩晕常在手阳明经筋行经头面和颈肩的部位有固定筋结,探查筋结时要仔细检查手阳明经筋行经头面部的部位。

● 治疗手法

探查到具体的筋结之后,以拇指点按各筋结2~3分钟。等筋结得到舒解之后,再先后采用按法、叩击法和揉法进行治疗。

1. 按法:操作者采用按法对风池穴、百会穴及其周围进行按压。
2. 叩击法:操作者用指尖在患者头部和额部轻轻叩击,持续2~3分钟。
3. 揉法:操作者沿着患者颈部两侧肌肉上下进行反复捏揉,直至患者感到局部发胀为止,操作3~5分钟,以促进脑部血液循环。

● 预防措施

1. 饮食调养:以富有营养和新鲜清淡为原则,多食用蛋类、瘦肉、蔬菜及水果。
2. 精神调养:胸怀宽广,精神乐观,心情舒畅,保持情绪稳定。
3. 休息起居:要注意休息,保证充足的睡眠。

眩晕的经筋疗法

检查筋结

眩晕常在手阳明经筋行经头面和颈肩的部位有固定筋结

穴位按摩辅助治疗

太阳穴
眉梢与目外角之间，向后约一横指的位置

耳门穴
在耳屏上切迹的前方，下颌骨髁状突后缘，张口时凹陷处

除了重点治疗手阳明经筋在头部的循行区域，对耳门穴和太阳穴周围进行按揉也可以很好地治疗眩晕。

066 失眠

失眠通常指患者对睡眠时间或质量不满足，从而影响生活或工作的一种主观体验。失眠的症状包括入睡困难、时常觉醒及晨醒过早等，可引起人的疲劳感、不安、全身不适、无精打采、反应迟缓、头痛、记忆力不集中等症状，可分为原发性和继发性两类。

● 致病原因

1. 原发性失眠通常缺少明确病因，或在排除可能引起失眠的病因后仍遗留失眠症状，主要包括心理生理性失眠、特发性失眠和主观性失眠3种类型。

2. 继发性失眠包括由于躯体疾病、精神障碍、药物滥用等引起的失眠，以及与睡眠呼吸紊乱、睡眠运动障碍等相关的失眠。失眠常与其他疾病同时发生，有时很难确定这些疾病与失眠之间的因果关系，故近年来提出共病性失眠的概念，用以描述同时伴随其他疾病的失眠。

● 检查筋结

患者取坐位或者仰卧位，操作者站立其侧，在头部检查筋结位置。失眠常在足太阳经筋和足少阳经筋位于头面部和颈部的循行区域有筋结，要在这些区域仔细循经检查。

● 治疗手法

找到具体筋结之后，以轻柔的手法进行点按，以筋结区域出现酸胀感为度，随后采用推法和拿法进行治疗。

1. 推法：患者取坐位，操作者采用指推法沿着患者眉骨进行推抹，往返8~10次。
2. 拿法：操作者采用拿法对患者颈椎至肩膀部位的肌肉进行反复提拿揉捏，操作5~8分钟，以改善患者的脑部血液循环。

● 预防措施

1. 足部保暖：保持足部温暖能提高睡眠质量，睡前用温水泡脚或者睡觉时穿厚袜子都可以改善睡眠。
2. 不开窗：引起人们过敏的物质和影响睡眠的噪音常常通过开着的窗户进入卧室，应该关上窗户睡觉。
3. 睡姿：睡觉时最好右侧卧，以免造成心脏受压而出现失眠。枕头不要过高或过低，一般以睡者的一肩（约10厘米）为宜，床铺的硬度宜适中。

失眠的经筋疗法

检查筋结

失眠常在足太阳经筋行经头面和颈肩的部位有固定筋结

足少阳经筋在患者面部和颈部的循行区域也有固定筋结存在

穴位按摩辅助治疗

内关穴
在前臂掌侧,当曲泽穴与大陵穴的连线上,腕横纹上2寸,掌长肌腱与桡侧腕屈肌腱之间

三阴交穴
小腿内侧,当足内踝尖上3寸,胫骨内侧缘后方

除了重点治疗足少阳经筋在头面部的筋结区域,对患者的内关穴和三阴交穴周围进行按揉,也对治疗失眠有显著效果。

067 面神经麻痹

面神经麻痹俗称"面神经炎"（即面神经瘫痪）、"歪嘴巴""吊线风"，是以面部表情肌群运动功能障碍为主要特征的一种疾病。它是一种常见病、多发病，不受年龄限制。一般症状是口眼歪斜，患者往往连最基本的抬眉、闭眼、鼓嘴等动作都无法完成。

●致病原因

1. 中枢性面神经麻痹：位于面神经核以上至大脑皮层之间的皮质延髓束，通常由脑血管病、颅内肿瘤、脑外伤、炎症等引起。

2. 周围性面神经麻痹：通常是因为①感染性病变，多由潜伏在面神经感觉神经节病毒被激活引起；②耳源性疾病，如中耳炎；③自身免疫反应；④肿瘤；⑤神经源性；⑥创伤性；⑦中毒，如乙醇中毒，长期接触有毒物等。

●检查筋结

患者取坐位，操作者以手指轻轻按揉头面部和颈肩部肌肉，以探查筋结位置。一般情况下，面瘫患者常常在手阳明经筋行经咬肌、耳前和手腕部的区域以及合谷穴周围有固定筋结。

●治疗手法

找到筋结之后，患者取坐位或者仰卧位，操作者分别采用点法、揉法和指击法进行治疗。

1. 点法：操作者以拇指指尖或者指关节点按患者颈部后侧肌肉的凹陷区，持续3～4分钟。

2. 揉法：操作者用手掌大鱼际对患者面部肌肉沿着顺时针方向进行揉按，反复操作10余次，直至局部充血并产生热胀感为止。

3. 指击法：操作者屈曲手指，用指端轻轻叩击患者面部，操作约1分钟。

●预防措施

1. 避免面部受风，注意保暖。天冷出门行走或坐车时应避开寒风对面部的直接袭击，尤其是清晨和夜晚应防止面部遭遇强冷风侵袭。

2. 天热时不能让风扇或空调的冷风直吹面部，年老体弱、过度劳累及醉酒之后更要注意。天气变化时要注意预防感冒，因为感冒病毒是面瘫的诱因之一。

面瘫的经筋疗法

检查筋结

面瘫患者常常在手阳明经筋行经咬肌和耳前的区域有固定筋结

手阳明经筋行经手腕部和合谷穴周围也是面瘫的固定筋结区

合谷穴
当拇指和食指伸张时，在第1、2掌骨的中点稍微偏向食指处

068 耳鸣耳聋

耳鸣是指病人自觉耳内鸣响，如闻蝉声、轰鸣声、潮声。耳聋是指不同程度的听觉减退，甚至完全消失。耳鸣可伴有耳聋，耳聋亦可由耳鸣发展而来。二者临床表现和伴发症状虽有不同，但在病因病机上却有许多相似之处，均与肾脏有着密切关系。

● 致病原因

1. 过度疲劳、睡眠不足和情绪过于紧张也可导致耳鸣耳聋的产生。
2. 耳部疾病或全身性疾病，如高血压病、糖尿病或贫血也会产生耳鸣耳聋症状。
3. 使用了耳毒性药物如"庆大霉素""链霉素"或"卡那霉素"等也会出现耳鸣耳聋现象。

● 检查筋结

患者取坐位，操作者以拇指指尖在患者头部由前至后、由左至右查找筋结。一般情况下，耳鸣耳聋患者会在足阳明经筋行经头耳部的区域有固定筋结，要重点检查这些区域。

● 治疗手法

探明筋结之后，先对双手指节筋结、"四弯"和枕部进行按揉，以舒解筋结。之后，采用点法、"鸣天鼓"手法和拿法进行治疗。

1. 点法：操作者以拇指指端或手指指关节对足阳明经筋行经头耳部的区域进行点按，手法宜轻柔，持续5～6分钟。
2. "鸣天鼓"手法：患者自己以双手掌捂耳，食指压于中指之上，以食指弹响脑骨，由后向前，每次弹3～5分钟。
3. 拿法：对颈椎两侧肌肉从上向下提拿捏揉，并揉捏肩部肌肉，反复操作10余次。

● 预防措施

1. 避免噪声污染，在高强度噪声环境中工作要注意佩戴防护耳罩、耳塞等。不要长时间、大音量地使用随身听或耳机。
2. 避免精神紧张和疲劳，适当调整工作节奏，放松情绪；戒烟戒酒，少喝咖啡。
3. 多吃含锌食物，如鱼肉、牛肉、各种海产品、苹果、橘子、核桃、黄瓜等。

耳鸣耳聋的经筋疗法

检查筋结

耳鸣耳聋患者会在足阳明经筋行经头耳部的区域有固定筋结存在

穴位按摩辅助治疗

听宫穴
在面部,耳屏正中与下颌骨髁状突之间的凹陷中

听会穴
耳屏切迹的前方,下颌骨髁状突的后缘,张口时凹陷处

在进行经筋疗法治疗之后,可以采用穴位按摩法进行配合治疗。其具体方法:用手指分别对听宫穴、听会穴按揉约3分钟即可。

069 视力异常

本书所指的视力异常，是指由脑神经、血管或颈椎损伤等导致的功能性视力异常，包括视物模糊、眼胀、眼前有云雾、闪光点、飞蚊症、近视、复视等现象。严重视力异常患者仅有光感或产生失明，并伴有眼胀、畏光、流泪、眼灼热感、头晕、头痛、失眠、多梦、食欲欠佳等症状。

● 致病原因

1. 脑供血不足、用眼过度、学习或工作时间过长、阅读体位不正等因素导致睫状肌过度疲劳，从而引起视力异常。

2. 感染风寒湿邪，引起植物神经功能紊乱。

3. 相关疾病因素：角膜炎、白内障等眼病，糖尿病、颈椎病、高血压等全身性疾病发作时，可能短时间或者长时间影响视力。眼睛本身衰老也会导致视力异常。

4. 饮食因素：缺乏维生素A时，眼睛往往感到发干、发涩，容易疲劳，严重时眼白表面干燥、皱缩，甚至导致角膜溃疡。

● 检查筋结

患者取坐位，操作者以按揉的手法探查患者双手指指节、"四弯"（两肘和两膝）和枕骨部位，并左右对比，以判断有无筋结。一般来说，视力异常会在患者足太阳经筋经过头颞部、眼眶周围的部位有固定筋结，要重点检查这些区域。

● 治疗手法

探明筋结位置之后，要先后采用点法、推法和叩击法进行治疗。

1. 点法：以拇指指尖或者食指指关节点按眼眶周围和额眉部，操作3~4分钟。

2. 推法：操作者以拇指指腹在患者头顶沿水平方向用力推按，持续片刻，以患者眼部出现麻胀酸痛感为止，时间控制在3~4分钟。

3. 叩击法：操作者屈曲四指，反复叩击患者颈部上段后侧和两侧，操作10余次。

● 预防措施

1. 适量补充各类营养成分，包括绿色蔬菜与含有维生素A、维生素C及蛋白质的食物。

2. 保证充足睡眠，及时休息。

3. 避免长时间近距离用眼，在电脑前或久坐办公的人员应每隔30分钟走动一次，向远处眺望以放松眼球。

视力异常的经筋疗法

检查筋结

视力异常患者的足太阳经筋经过头颞部、眼眶周围的部位有固定筋结

穴位按摩辅助治疗

攒竹穴
位于面部,眉头凹陷中,额切际处

睛明穴
位于面部,目内眦上方凹陷处

采用经筋疗法治疗之后,可以采用穴位按摩法进行辅助治疗。其具体方法:以手指对患者的攒竹穴和睛明穴进行按揉,时间约3分钟。

070 三叉神经痛

三叉神经痛是最常见的脑神经疾病,以一侧面部三叉神经分布区内反复发作的阵发性剧烈痛为主要表现,女性略多于男性,发病率可随年龄而增长。三叉神经痛多发生于中老年人,右侧多于左侧。该病主要在头面部三叉神经分布区域内,发病骤发骤停、闪电样、刀割样、烧灼样、顽固性、难以忍受的剧烈性疼痛。

● 致病原因

1. 局部刺激:三叉神经所支配的组织器官发生了炎症,如副鼻窦炎、牙源性炎症等,可使神经发炎、纤维化,从而引起三叉神经痛。

2. 血管压迫:脑底动脉和小脑上动脉压迫三叉神经根时,会引起疼痛。这是三叉神经痛比较常见的病因。

3. 牙颌系统紊乱:可使三叉神经周围的肌群痉挛、肌功能障碍,进而引发三叉神经痛。

● 检查筋结

患者取坐位,操作者循着患者的手太阳经筋、手少阳经筋和手阳明经筋进行探查。通常情况下,三叉神经痛患者的固定筋结会在手太阳经筋行经颈部和面部的区域,要重点对这些区域进行检查,尤其要检查患者第2、3、4颈椎。

● 治疗步骤

探明筋结位置之后,要先后采用揉法和拿法进行治疗。

1. 揉法:患者取坐位或仰卧位。操作者以手掌大鱼际或者小鱼际轻轻揉按患者面部手阳明经筋的循行区域,直至局部产生酸胀感为止。

2. 拿法:患者取仰卧位,操作者以拇指和食指轻轻将患者筋结部位的皮肤拿起,然后再迅速放下。如此反复进行8~15次。

● 预防措施

1. 饮食要有规律,宜选择质软易嚼的食物,不宜食用刺激性、过酸过甜及热性食物;饮食要营养丰富,平时应多吃含丰富维生素及有清热解毒作用的食物;食物要以清淡为宜,多食新鲜水果、蔬菜及豆制品。

2. 吃饭、漱口、刷牙、洗脸时动作要轻柔。

3. 注意头面部保暖,不用太冷或太热的水洗脸。

4. 应保持情绪稳定,不宜激动,不宜熬夜,保证充足的睡眠。

5. 适当参加体育运动,锻炼身体,增强体质。

071 高血压病

高血压是指以体循环动脉血压（收缩压和/或舒张压）增高为主要特征（收缩压≥130 mmHg，舒张压≥80 mmHg），可伴有心、脑、肾等器官的功能或器质性损害的临床综合征。高血压病是常见的慢性病，也是心脑血管病主要的危险因素。

● 致病原因

1. 遗传因素：大约60%的高血压病患者有家族史。
2. 精神和环境因素：长期精神紧张、激动、焦虑，受噪声或不良视觉刺激等因素也会引起高血压病。
3. 生活习惯因素：膳食结构不合理，如过多的钠盐、低钾饮食、大量饮酒、摄入过多饱和脂肪酸均可使血压升高。

● 检查筋结

患者取坐位或仰卧位，操作者以揉捏的方法检查患者的足少阳经筋，并左右对比，以判断有无筋结。高血压病通常会在足少阳经筋经过颈部、头颞部和耳后等部位的区域有固定筋结，检查时要注意对以上区域的探查。

● 治疗手法

探查到具体筋结之后，要按照先头颈、后四肢的顺序对筋结进行揉按。然后分别采用推法、揉法、拿法进行治疗。

1. 推法：患者取坐位，操作者以双手拇指指腹轻轻推按患者眉弓，至耳后为止。反复数次之后，再从眉弓向上推按患者额头，操作3～5分钟。
2. 揉法：操作者以手掌大鱼际揉按患者头顶，在患者百会穴周围用力，揉按至患者出现麻胀感为止。
3. 拿法：操作者以大拇指和其余四指对患者颈椎两侧的肌肉进行提拿揉捏食物，操作5～6分钟。

● 预防措施

1. 合理膳食：平时要注意避免过量饮食，尽量不吃或少吃高脂肪食物、高胆固醇食物和甜味食品。
2. 适量运动：适当进行以大肌群节律性运动为特征的有氧代谢运动，如步行、慢跑、游泳、骑车、爬楼、登山、健身操等运动。
3. 戒烟限酒：烟酒过量会刺激心脑血管，诱发各种心脑血管疾病，平时要戒烟、限酒。
4. 精神方面：保持乐观轻松的心态，避免不良刺激，适当释放压力。

高血压的经筋疗法

检查筋结

高血压病通常会在足少阳经筋经过颈部、头颞部和耳后等部位的区域有固定筋结

穴位按摩辅助治疗

风府穴
位于后发际正中直上1寸,两斜方肌之间的凹陷中

天柱穴
斜方肌外侧凹陷处,后发际正中旁开约0.6寸处

在实施经筋疗法之后,可以采用穴位按摩法配合治疗,以取得更好的疗效。其具体手法:以手指按揉风府穴和天柱穴,操作约3分钟。

内科疾病经筋疗法

072 心律失常

临床上按心律失常发作时心率的快慢分为快速性心律失常、缓慢性心律失常两大类。前者见于过早搏动、心动过速、心房颤动和心室颤动等；后者以窦性缓慢性心律失常和各种传导阻滞为常见。

●致病原因

1. 器质性心脏病：缺血性心脏病、心脏瓣膜病、先天性心脏病、心肌炎等可引起心肌细胞的电生理异常，从而产生相关心律失常。

2. 非心源性疾病：慢性阻塞性肺疾病、急性胰腺炎、急性脑血管病、妊娠高血压综合征等均可引发心律失常。

3. 代谢性疾病及电解质紊乱：如甲状腺功能亢进症，以及各种原因引起的低钾血症或高钾血症等也可引起心律失常。

4. 物理和化学因素的作用：中暑、电击伤等物理因素、某些工业性毒物、农药、动物毒素和有毒植物等也可引发心律失常。

●检查筋结

患者取坐位，操作者以空拳轻轻叩击颈椎和胸部，并左右对比，以判断有无筋结。检查时要重点探查手少阴经筋行经胸部的区域，心律失常的固定筋结常在此区域。

●治疗手法

检查到筋结之后，要先对其进行揉捏，以舒解筋结；之后再分别采用按法、揉法和叩击法进行治疗。

1. 按法：患者取坐位或者仰卧位，操作者以手掌掌根按压筋结，力道要轻缓，持续 2～3 分钟。

2. 揉法：操作者手掌置于患者胸部筋结处，以腕部带动手掌轻轻按揉 2～3 分钟。

3. 叩击法：操作者屈曲手指成空拳，轻轻叩击患者胸部筋结及其周围 1～3 分钟。

●预防措施

1. 保持平和稳定的情绪。
2. 运动要适量，控制体重，自身体重以不超过标准体重的 5% 为宜。
3. 避免突然的冷热刺激，洗澡时水温不宜过高。
4. 不可饮酒过量或常饮高浓度烧酒，少吸烟。

心律失常的经筋疗法

检查筋结

心律失常患者的固定筋结常位于手少阴经筋行经胸部的区域

穴位按摩辅助治疗

屋翳穴
位于人体胸部,当第2肋间隙,前正中线旁开4寸

内关穴
位于前臂掌侧,腕横纹上2寸,掌长肌腱与桡侧腕屈肌腱之间

采用穴位按摩的方法配合经筋疗法治疗心律失常,会有更好的疗效。其具体方法:以手指按揉屋翳穴和内关穴,直至局部酸胀为止。

内科疾病经筋疗法

073 类冠心病

临床上把与冠心病的症状表现,但并不是由冠状动脉粥样硬化所造成的病症叫作类冠心病。类冠心病的临床症状与冠心病的症状类似,主要表现是阵发性的胸闷和胸前区疼痛,常伴有胸闷、气急、颈部不适、酸胀感,也会伴有头晕脑胀、失眠、多汗、易激动等症状。

● 致病原因

类冠心病的症状酷似冠心病,但其主要病因却不是冠状动脉病变,而是经筋病变。现代医学认为,类冠心病是由于神经功能紊乱,致使心脏功能失调而发病,但病理解剖学上却无器质性病变。

● 检查筋结

检查时,患者取坐位,操作者以空拳叩击患者的胸椎和颈椎,以探查筋结。

经筋疗法在临床应用中发现,类冠心病的固定筋结分布于背部,由第3胸椎、第5胸椎和天宗穴(肩胛冈中点与肩胛骨下角连线上1/3与下2/3交点凹陷中)三点连线构成的三角区,此筋结区为手阳明经筋循行于背部的区域。检查筋结时要重点对这一筋结区进行探查。

● 治疗手法

探查到筋结之后,患者取坐位,分别采用肘按法、推法和揉法进行治疗。

1. 肘按法:操作者以肘关节作用于患者的固定筋结点,揉按2～3分钟,至患者出现酸胀舒缓感,且传导至前胸为止。

2. 推法:操作者以食指、中指、无名指和小指的近节指间关节为着力点按压于筋结区,缓慢向前推移,操作1～3分钟。

3. 揉法:操作者以手掌大鱼际在患者的胸锁乳突肌上揉按1～2分钟,以患者胸部出现灼热感为度。

● 预防措施

1. 生活规律,不要熬夜,以免刺激神经功能;劳逸结合,保证充足的睡眠时间。
2. 注意防寒保暖:久受寒冷湿气侵袭会刺激筋肉,导致筋肉异常收缩。因此,在日常生活中注意祛寒。
3. 注意锻炼,增强体质。
4. 维持营养均衡,多吃水果和蔬菜,补充维生素。

第六章

妇科、男科疾病经筋疗法

女性生殖系统的疾病即为妇科疾病，常见的有痛经、月经不调、更年期综合征等。男性生殖泌尿系统的疾病即为男科疾病，主要有勃起功能障碍、前列腺炎、排尿异常等。妇科和男科疾病都会给正常的生活、工作带来极大不便。这些难言之隐可以使用经筋疗法治疗。

074 排尿异常

排尿异常又称"尿流异常",是指由于泌尿系炎症、梗阻、排尿功能障碍所致的排尿次数增多、排尿方式改变、排尿感觉异常等。临床主要表现为尿频、尿急、尿痛、尿潴留、尿失禁、漏尿及遗尿等。

● 致病原因

1. 尿急、尿频、尿痛多是由尿路感染引起,肾结核、前列腺炎、尿路结石等也可引发上述症状。尿失禁的情况多是由排尿肌过度收缩,尿道口括约肌弛缓或麻痹所致。

2. 尿潴留多是由前列腺肥大、前列腺炎、前列腺肿瘤及膀胱瘤造成尿液排出不畅,使大量尿液潴留于膀胱和肾盂而导致的。

3. 尿多、尿少常见于中老年人,往往是肾脏浓缩功能失衡,或睡眠少、易醒所造成的。

● 检查筋结

患者取俯卧位,操作者沿患者足少阴经筋循行路线进行探查,以了解是否有筋结。一般情况下,排尿异常的筋结通常在足少阴经筋的下肢段,此外,还要特别注意对患者腹股沟区的检查。

● 治疗手法

确定筋结位置之后,先对筋结进行揉按直至酸胀,用以舒解筋结。然后分别采用推法、按法、点法和揉法进行治疗。

1. 推法:操作者以掌根或者大鱼际沿着脊柱两侧足太阳经筋循行路线,从胸椎向下推按,至腰骶椎棘突为止,每侧操作10余遍,以间接刺激足少阴经筋。

2. 按法:操作者采用掌按法在患者腰骶部位上下按揉。如果是年老体衰的患者,可以点揉尾骨尖。

3. 点法:患者改为仰卧位,两膝弯曲,操作者采用点法点按患者腹股沟区,以局部酸麻为度。

4. 揉法:用揉法对患者的小腹和大腿内侧反复按揉10余遍即可。

● 预防措施

1. 注意营养,加强保健,增强身体的免疫力,注意补充维生素和微量元素。

2. 保持生活规律:对于泌尿生殖系统疾病,最有效的防治措施就是保持生活规律,不熬夜,注意休息及局部清洁卫生。

排尿异常的经筋疗法

检查筋结

排尿异常的筋结通常在患者足少阴经筋的下肢段，尤其是行经腹股沟的区域

妇科、男科疾病经筋疗法

075 勃起功能障碍

勃起功能障碍是常见的一种男性性功能障碍，指阴茎持续不能达到或维持足够的勃起以完成满意性生活，病程三个月以上。有长期吸烟、喝酒等不良习惯的人，患此病的可能性更大。此病也和心血管病、糖尿病、前列腺炎、慢性肝功能不全、慢性肾功能不全等疾病有关。

● 致病原因

1. 精神原因：夫妻间感情冷漠，或因某些原因产生紧张心情，可导致勃起功能障碍。
2. 生理原因：阴茎勃起中枢发生异常。一些重要器官如肝、肾、心、肺患严重疾病时，尤其是长期患病，也可能产生勃起功能障碍。

● 检查筋结

患者取坐位或者俯卧位，操作者首先以拇指触诊和空拳轻叩的方法来检查胸椎关节、腰椎关节和梨状肌，以了解有无筋结。检查时要对比两侧髂后上棘，以发现是否有骶髂关节错位，一般来说，要重点检查足厥阴经筋行经生殖器的部位。

● 治疗手法

检查到具体筋结之后，要先按揉筋结直至酸胀为止，以初步舒解筋结。然后分别采用推法、按法、拨法和点法进行治疗。

1. 推法：操作者以掌根或者大鱼际沿着脊柱两侧足太阳经筋的顺序，从胸椎向下推按，至腰骶椎棘突为止，每侧操作10余遍。
2. 按法：采用按法对患者的梨状肌进行按压，操作4～5分钟。
3. 拨法：采用拨法沿着梨状肌的垂直走向进行弹拨，再顺着肌肉纤维的方向进行疏理，无疼痛症状的患者以轻刺激手法治疗3～5分钟，有疼痛症状的患者以强刺激手法治疗4～6分钟。
4. 点法：用点法对患者腹股沟的中点，有动脉搏动的部位进行点按，直至患者的下肢出现温热感为止。

● 预防措施

1. 注意休息，防止过劳，调整中枢神经系统。
2. 充分认识精神因素对性功能的影响，增强夫妻双方的感情交流，女方应关怀、鼓励丈夫，不要给丈夫压力。
3. 注意饮食调养，适当进食动物内脏，因为动物内脏含有大量的性激素和肾上腺皮质激素，能增强精子活力，提高性欲。

勃起功能障碍的经筋疗法

检查筋结

患者足厥阴经筋行经阴部的区域是勃起功能障碍的固定筋结点

076 痛经

痛经为常见的妇科疾病之一，指行经前后或月经期出现下腹部疼痛、坠胀，伴有腰酸或其他不适，症状严重可影响生活质量。痛经分为原发性痛经和继发性痛经两类，原发性痛经指生殖器官无器质性病变的痛经；继发性痛经指由盆腔器质性疾病，如子宫内膜异位症、子宫腺肌病等引起的痛经。

● 致病原因

1. 子宫颈管狭窄会导致月经外流受阻，引起痛经；子宫发育不良、子宫位置后屈或前屈也都可造成痛经。

2. 妇科病，如子宫内膜异位症、盆腔炎、子宫肌瘤等都是痛经的诱因；经期剧烈运动、受寒等导致气血凝滞，也易引发痛经。

3. 少女初潮，心理压力大、久坐导致气血循环受阻、经血运行不畅、爱吃生冷食物易造成痛经。

● 检查筋结

患者取俯卧位，操作者检查患者足太阳经筋行经腰部、骶髂关节和梨状肌的部位，以了解是否有筋结。一般来说，第5至第6胸椎之间和第7至第8胸椎之间是痛经的固定筋结区域，要重点检查。

● 治疗手法

探明筋结之后，先后采用肘按法、揉法、拨法和点法进行治疗。

1. 肘按法：患者取俯卧位，操作者以屈曲的肘关节为作用点，重力按压患者的第5至第8胸椎，并保留力度片刻。

2. 揉法：采用揉法对患者梨状肌的中后部进行揉按，持续4～5分钟。

3. 拨法：采用拨法沿着足太阳经筋在背部的走向进行弹拨，再顺着肌肉纤维的方向进行疏理，时间掌握在3～6分钟。

4. 点法：患者改为仰卧位，操作者点按患者腹股沟中点动脉搏动处，点按至患者下肢出现温热感为止。

● 预防措施

1. 经前期及经期少吃生冷辛辣的食物，避免受凉；经期不可以剧烈运动或参加过重的体力劳动。

2. 来月经前3～4天应吃容易消化的食物，多吃蔬菜和水果。

痛经的经筋疗法

检查筋结

患者足太阳经筋行经第5至第6胸椎之间和第7至第8胸椎之间的区域是痛经的固定筋结区

足太阳经筋行经腰部、骶髂关节和梨状肌的部位是痛经的另一固定筋结产生区域

妇科、男科疾病经筋疗法

077 月经失调

月经失调也称"月经不调",是妇科常见疾病,表现为月经周期或出血量的异常,可伴月经前、经期时的腹痛及全身症状。病因可能是器质性病变或者是功能失常。

● 致病原因

1. 情绪异常,如长期的精神压抑、精神紧张或遭受重大精神刺激和心理创伤,都可导致月经失调或痛经、闭经。
2. 处于经期的女性受寒冷刺激,会使盆腔内的血管过分收缩,进而可引起月经过少甚至闭经。
3. 嗜烟酒容易引起月经失调。香烟中的某些成分和酒精可以干扰与月经有关的生理过程,进而产生不良影响。

● 检查筋结

患者取仰卧位,操作者以拇指触诊,以轻柔的手法按揉足阳明经筋,以探查有无筋结。因为足阳明经筋的一支从髀部上行,沿着股内侧结于腹股沟的耻骨,所以月经失调的固定筋结通常位于足阳明经筋的这条支线上,要重点检查。

● 治疗手法

检查筋结之后,先对其进行按揉,以舒解筋结,之后再分别采用掌揉法、擦法和肘推法进行治疗。

1. 掌揉法:患者取仰卧位,操作者以手掌大鱼际轻轻揉按患者下腹部,揉按时先顺时针揉按3~5分钟,然后再逆时针揉按3~5分钟。
2. 擦法:操作者以手掌覆于患者肚脐之上,在轻轻向下用力的同时快速擦动3~4分钟,以患者皮肤发热为宜。
3. 肘推法:患者改为俯卧位,操作者采用肘推法推按患者腰骶部位,以患者出现酸胀感为度,时间为3~5分钟。

● 预防措施

1. 经期要注意饮食调理,经前和经期忌食生冷食物,避免受凉。
2. 注意休息、减少疲劳,加强营养、增强体质。
3. 尽量避免剧烈的情绪波动,避免强烈的精神刺激,保持愉快的心情。
4. 平时要防止房劳过度,经期绝对禁止性生活。

月经不调的经筋疗法

检查筋结

月经失调的固定筋结通常位于足阳明经筋行经阴器周围的区域

穴位按摩辅助治疗

气海穴
位于前正中线，脐下1.5寸

血海穴
屈膝，在大腿内侧，髌底内侧端上2寸，股四头肌内侧头的隆起处

采用穴位按摩法进行辅助治疗，会对治疗月经失调起到事半功倍的效果。其具体方法：用手指按揉患者的气海穴和血海穴，持续约3分钟。

078 前列腺炎

前列腺炎是指由多种原因引起的，以尿道刺激症状和慢性盆腔疼痛为主要临床表现的前列腺疾病。前列腺炎是泌尿外科的常见病，在泌尿外科就诊的50岁左右男性患者中占首位。

● 致病原因

1. 细菌感染、不洁性生活，感染淋菌性尿道炎后，由于治疗不彻底可以合并或转为细菌性前列腺炎。
2. 尿路不畅，后尿路细菌滋生，机体抵抗力下降时，导致射精管逆行引起前列腺炎，会阴损伤、慢性便秘、痔疮均可导致慢性前列腺炎的发生。
3. 过度劳累、焦虑、紧张易导致慢性前列腺炎。出租车司机等长时间坐位工作的人易患慢性前列腺炎，且不易治愈。
4. 过度饮酒、吸烟、过食辛辣食物、性欲过度会引起前列腺充血，导致细菌繁殖，诱发前列腺炎。

● 检查筋结

患者取仰卧位，操作者循足太阴经筋，用手指轻轻揉按下腹部和大腿内侧以探查筋结。足太阴经筋行经大腿内侧，上行结聚于阴器和肚脐之间，因此前列腺炎的固定筋结常位于患者肚脐周围和腹股沟，这两个区域是检查重点。

● 治疗手法

检查到筋结之后，先后采用掌揉法、点法和擦法进行治疗。

1. 掌揉法：患者取坐位或者仰卧位，操作者手掌放于患者肚脐周围，以手腕带动手掌进行按揉，顺时针方向按揉3～5分钟，再逆时针方向按揉3～5分钟。
2. 点法：患者屈曲双腿，操作者以食指指关节在患者腹股沟处向斜前上方轻柔点按，操作约5分钟，以患者小腹部有温热感为度。
3. 擦法：患者改为俯卧位，操作者以手掌大鱼际在患者腰骶部从上至下、从左至右进行擦揉，操作约5分钟。

此疗法3~5次为一个疗程，一般要进行4~5个疗程。注意，此疗法不适用于急性前列腺炎患者。

● 预防措施

1. 多饮水，增加排尿量，稀释尿液的浓度，以减少尿液对前列腺产生的刺激。
2. 节制性生活，因为性生活频繁会使前列腺长期处于充血状态，容易引起前列腺增生。

前列腺炎的经筋疗法

检查筋结

足太阴经筋行经大腿内侧和肚脐周围的区域是前列腺炎的固定筋结区

穴位按摩辅助治疗

中封穴
位于人体的足背侧，当足内踝前，商丘穴与解溪穴连线之间，胫骨前肌腱的内侧凹陷处

水泉穴
内踝后下方，当太溪穴直下1寸，跟骨结节内侧凹陷处

采用穴位按摩的方法进行辅助治疗，对于治疗前列腺炎有更好的疗效。其具体方法：以手指按揉患者的中封穴和水泉穴，持续约3分钟。

妇科、男科疾病经筋疗法

079 更年期综合征

更年期综合征是由雌激素水平下降而引起的一系列症状。更年期女性，由于卵巢功能减退，垂体功能亢进，会分泌过多的促性腺激素，引起植物神经功能紊乱，从而出现一系列不同程度的症状，如月经变化、面色潮红、心悸、失眠、乏力、抑郁、多虑、情绪不稳定等，称为"更年期综合征"。

● 致病原因

1. 生理因素：卵巢功能衰退，垂体分泌促卵泡激素过多会引起阴道、子宫、乳房、尿道的结构和功能改变，从而导致月经失调、多汗、心悸、尿频、睡眠差、骨质疏松症等一系列生理现象。

2. 心理因素：在社会关系方面，更年期女性面临一些社会问题如职业困难、离婚、父母疾病或死亡、孩子长大离开身边等，这一切都给她们带来精神压力，导致病症的发生。

● 检查筋结

患者取坐位，操作者先以拇指触诊，握空拳自上至下轻轻叩击患者的足太阳经筋，以了解有无筋结。更年期综合征通常会在足太阳经筋行经头顶、颈项、胸椎和腰骶等部位有固定筋结，这些部位要重点检查。

● 治疗手法

检查到筋结之后，分别采用点法、拿法和肘推法对患者进行治疗。

1. 点法：患者取仰卧位，操作者以拇指或者其余手指指关节从百会穴周围点按至后脑勺，并在此区域往返点按2～3分钟。

2. 拿法：患者改为坐位，操作者一手扶住患者头部，另一手拇指与其余四指指腹相对用力，提拿颈项部足太阳经筋区域的肌肉，自上而下提拿，操作约2分钟。

3. 肘推法：患者改为俯卧位，操作者自上而下以肘部推揉患者脊柱两旁的足太阳经筋，操作3～5遍，力量要轻柔。

● 预防措施

1. 更年期女性要提高自我保健知识水平及自我保健能力。

2. 注意控制情绪，保持健康的心理状态；生活要有规律，遇事不要着急、紧张，积极参加文娱活动和体育锻炼，以增强体质。

3. 适当补充激素和钙来防治神经失调、骨质疏松等症状。

更年期综合征的经筋疗法

检查筋结

更年期综合征通常会在足太阳经筋行经头顶、颈项、胸椎和腰骶等部位有固定筋结存在

穴位按摩辅助治疗

头维穴
在头部，额角发际上0.5寸，前正中线旁开4.5寸

中脘穴
在上腹部，前正中线上，当脐上4寸

采用穴位按摩的方法进行辅助治疗，对于治疗更年期综合征有更好的疗效。其具体方法：以手指按揉患者的头维穴和中脘穴，持续约3分钟。

妇科、男科疾病经筋疗法

080 子宫脱垂

子宫脱垂是指子宫从正常位置沿阴道下降，宫颈外口达坐骨棘水平以下，甚至子宫全部脱出于阴道口以外，常合并有阴道前壁或后壁膨出。此病多见于多产、营养不良和体力劳动的妇女。

● 致病原因

1. 分娩损伤：子宫脱垂发病的主要原因。分娩，尤其是难产、第二产程延长或经阴道手术助产，易造成宫颈、宫颈主韧带、子宫骶韧带和盆底肌肉的损伤，若分娩后支持组织未能恢复正常，就容易发生子宫脱垂。
2. 先天发育异常：未产妇发生子宫脱垂者，系因生殖器官支持组织发育不良所致。
3. 腹压增加：产褥期产妇多喜仰卧，且易并发慢性尿潴留，子宫易成后位，子宫轴与阴道轴方向一致，遇腹压增加时，子宫即沿阴道方向下降而发生脱垂。慢性便秘及咳嗽，腹水或腹型肥胖，都可使腹压增加，导致子宫脱垂。

● 检查筋结

操作者以手指轻轻按揉患者的腰骶椎关节，以查看腰骶椎关节。检查时要循着患者的足太阳经筋轻轻按揉。通常情况下，子宫脱垂患者会在足太阳经筋行经腰骶的部位有固定筋结或条索状物。

● 治疗步骤

探查到患者的筋结之后，要采用点法、揉法和擦法进行治疗。

1. 点法：患者取俯卧位，操作者握拳，屈拇指或食指，以指端点按患者的筋结区域，以激发经脉之气。
2. 揉法：操作者以掌根着力于筋结点，用手腕带动前臂进行揉按，以达到疏筋、理筋的目的。
3. 擦法：操作者以手掌大鱼际或小鱼际紧贴患者筋结区的皮肤，做直线往返的摩擦，以患者筋结区产生温热感为度，操作 3～5 分钟。

● 预防措施

1. 分娩后应充分休息。
2. 加强营养，注意调理。
3. 积极参加体育锻炼以增强骨盆底部肌肉及腹壁肌肉的力量。
4. 患有慢性咳嗽及习惯性便秘的女性，应积极治疗原发病。

子宫脱垂的经筋疗法

检查筋结

子宫脱垂的患者会在足太阳经筋行经腰骶的部位有固定筋结

穴位按摩辅助治疗

气海穴
位于下腹部，前正中线上，当脐下1.5寸

归来穴
位于下腹部，当脐下4寸，距前正中线2寸

采用穴位按摩的方法进行辅助治疗，对于治疗子宫脱垂有更好的疗效。其具体方法：以手指按揉患者的气海穴和归来穴，持续约3分钟。

妇科、男科疾病经筋疗法

081 闭经

闭经是指从未来过月经或月经周期已建立后又停止的现象。闭经可分为原发性闭经和继发性闭经。凡年满 18 周岁，月经尚未来潮者，称为原发性闭经。月经周期建立后，又连续 3 个月以上无月经者，称为继发性闭经。

● 致病原因

原发性闭经多由先天性异常，包括卵巢或生殖器发育异常引起；继发性闭经多与以下因素有关。

1. 营养缺乏：偏食、挑食会使人体对蛋白质、脂肪、维生素等摄入不足，导致内分泌功能减退，减弱了子宫内膜对性激素的敏感性，从而引起闭经。

2. 外界刺激：精神刺激、过度紧张、劳累、环境变化、寒冷等外界因素的变化可抑制中枢神经系统功能，从而减少垂体促性腺激素的分泌而引起闭经。

3. 避孕药：服避孕药后，也可直接抑制垂体促性腺激素分泌而引起闭经。

● 检查筋结

患者取仰卧位，操作者循着患者的足太阴经筋、足厥阴经筋、足少阴经筋和足阳明经筋，以手握空拳的方法进行轻轻叩击，探查筋结。检查过程中，要注意在患者足厥阴经筋行经足弓的部位探查有无筋结存在。此外，患者的行间穴（足背侧，当第 1、2 趾间，趾蹼缘后方赤白肉际处）和太冲穴（足背侧，当第 1 跖骨间隙的后方凹陷处）周围也会有固定筋结。

● 治疗步骤

探查到患者的筋结之后，可分别采用点法、擦法和拿法进行治疗。

1. 点法：患者取坐位，操作者以拇指指端或者食指指关节点按患者的筋结区域，以激发经脉之气。

2. 擦法：操作者平伸手指，用小鱼际紧贴患者筋结点皮肤，做直线来回的摩擦，操作 3～5 分钟。

3. 拿法：操作者以拇指和其余四指将患者筋结区的皮肤稍微用力拿起来，再快速放下，如此反复进行拿捏，操作 10～20 次。

● 预防措施

1. 加强体育锻炼，常做保健操或打太极拳等，以增强体质。

2. 经期要注意保暖，双足不受寒，不涉冷水，禁食生冷瓜果。经期避免重体力劳动，注意劳逸适度。

闭经的经筋疗法

检查筋结

太冲穴
位于足背侧，第1趾骨间隙的后方凹陷处

行间穴
位于足背侧，当第1、2趾间，趾蹼缘后方赤白肉际处

患者足厥阴经筋行经足弓的部位有筋结存在。此外，患者的行间穴和太冲穴周围也会有固定筋结

穴位按摩辅助治疗

归来穴
位于下腹部，当脐下4寸，前正中线旁开2寸

横骨穴
下腹部，当脐下5寸，前正中线旁开0.5寸

采用穴位按摩的方法进行辅助治疗，对于治疗闭经有更好的疗效。其具体方法：以手指按揉患者的归来穴和横骨穴，持续约3分钟。

082 乳少

乳少是指产妇生产后乳汁分泌不足，不能满足婴儿生长发育的需要。产妇除乳少或缺乳之外，常有一系列全身不适的表现，如乳房胀满、精神抑郁、胸闷纳差等，也有部分患者伴有面色苍白、气短乏力、食少便溏等症状。

● 致病原因

发病机理一为气血化源不足，二为气血瘀滞不行。常见分型有气血虚弱、肝气郁滞。

1. 气血虚弱：素体气血虚弱，又因产时失血耗气、气血亏虚，或脾胃虚弱、气血生化不足，以致气血虚弱无以化乳，则产后乳汁甚少或全无。

2. 肝气郁滞：素性抑郁，或产后七情所伤，肝失条达，气机不畅，气血失调，以致经脉涩滞，阻碍乳汁运行，因而缺乳。

检查筋结

患者取仰卧位，操作者循着患者的足太阴经筋、足厥阴经筋和足阳明经筋进行探查。通常情况下，乳少的患者会在足阳明经筋行经乳房周围，特别是乳根部位有固定筋结。

治疗步骤

探查到患者的筋结之后，可先后采用点法和揉法进行治疗。

1. 点法：患者取俯卧位，操作者握拳，屈拇指或食指，以指端点按患者背部的筋结区域，操作3～5分钟，以激发经脉之气。

2. 揉法：患者取仰卧位，操作者以手掌按揉患者足阳明经筋行经乳房周围的部位，直至局部产生酸胀感为止。

预防措施

1. 保持心情舒畅，避免恼怒、忧郁、悲伤等情绪波动。

2. 保持营养均衡：充足的营养保证是预防产妇产后乳少的最好方法。

3. 不要滥用避孕药：准备怀孕的女性要提前半年停止服用避孕药，以避免药物对内分泌的刺激。

附录

易筋经十二式

易筋经源于我国古代中医导引术，具有强健体魄、预防疾病的效果。这里主要介绍了易筋经的十二个基本动作，以疏导人体的经筋为抓手，舒展肢体筋骨，调和脏腑气血，降低人体重心，使精力充沛，提高自身免疫机能。其练习的重点在于体势、呼吸、意念三方面的配合。

第一式 韦陀献杵式 易手阳明经筋功法

手阳明经筋分布于食指、手臂外侧前缘、肩前肩胛及面颊部位。初练此式，首先会感到肩前和上臂前缘酸麻热胀，常练之后不适感会自然消失，并且会渐渐感到手阳明经筋循行部位有通畅之感。

● **功法口诀**

立身期正直，
环拱手当胸，
气定神皆敛，
心澄貌亦恭。

● **动作要领**

第1步 两脚平行站立，与肩等宽，两膝微屈，两臂自然下垂于身体两侧，五指自然并拢微屈，两眼平视前方，继而放松，轻轻闭合，眼若垂帘。全身自上而下，头、颈、肩、臂、胸、腹、臀、大腿、小腿、脚依次放松，躯体各关节及内脏放松。

第2步 两臂徐徐向前举，掌心相对与肩等宽，两臂平直，再屈肘，肘节自然向下提坠，两手慢慢内收，距胸约一拳后，两手指尖相叠，拇指轻触，掌心向内。此时要求沉肩坠肘，含胸拔背，气沉丹田，舌抵上腭。

第二式 横担降魔杵式 易手太阳经筋功法

手太阳经筋分布于手小指、臂的外侧后缘、耳周围及面颊。初练此式，肩后侧、上臂后侧会出现酸麻热胀等感觉，但练久之后就会出现通畅轻快之感。

易筋经十二式

功法口诀

足趾挂地，
两手平开，
心平气静，
目瞪口呆。

动作要领

第1步 接韦陀献杵式，翻转掌心向下，指尖相对，在体前缓缓下按至小腹前，同时引气下导。

第2步 两掌左右分开，翻转掌心朝上，缓慢上抬呈侧平举，意念在无限远处。两手微高于肩，两眼平视前方，极目远眺，舌尖放下平铺，松腰松胯，两足趾抓地，似要生根之状，全身放松，心平气和，排除杂念。

第三式 掌托天门式 易手厥阴经筋功法

手厥阴经筋介于手太阴经筋与手少阴经筋之间，分布于中指、臂内侧中间、腋下及胸肋间。初练此式，掌根手腕内侧会有酸胀感，久练之后则手厥阴经筋循行部位有通畅之感，掌上生出向上之力。

● 功法口诀

掌托天门目上观，
足尖着地立身端。
力周腿胁浑如植，
咬紧牙关不放宽。
舌可生津将腭抵，
鼻能调息觉心安。
两拳缓缓收回处，
用力还将挟重看。

● 动作要领

第1步 接横担降魔杵式，两臂上举，掌心相对，翻转掌心向上，十指相对，舌抵上腭，仰面观天，眼看九天之外，脚跟提起，足尖着地。

第2步 两掌心翻转朝下，肘微屈，头正，眼平视前方，舌尖放下，两手在身前缓缓下按至小腹前，神意自九天之外收回，足跟随之着地。吸气时，两手用暗劲尽力上托，两腿同时用力下蹬；呼气时，全身放松，两掌向前下翻。

第四式 摘星换斗式 易手少阴经筋功法

手少阴经筋分布于小指、臂的内侧后缘及胸肋部位。初练此式，小鱼际会有酸胀之感，久之手少阴经筋循行部位会有通畅感，掌上生出向内相合之力。

> ● **功法口诀**
>
> 双手擎天掌覆头，
> 再从掌内注双眸，
> 鼻端吸气频调息，
> 用力收回左右眸。

● **动作要领**

第1步 右手经身体右侧缓缓向上举起，掌心朝天，五指朝左弓，松肩直臂。左手臂劳宫穴紧贴命门穴。舌抵上腭，仰面上观手背，透过手背看九天之上，身体自命门起上下双向伸展。

第2步 右掌翻转向下，屈肘，摆正头部，舌尖自上腭自然放下，眼平视前方或轻闭，同时"神返身中"。左手动作与右手动作相同，唯左右相反。

第五式 倒拽九牛尾式 易足太阴经筋功法

　　足太阴经脉分布在足大趾、下肢内侧前缘及胸腹部。常练此式，足太阴经筋所循行部位会有通畅感，并且足下生出向后之力。

● **功法口诀**

两腿后伸前屈，
小腹运气放松，
用力在于两膀，
观拳须注双瞳。

● **动作要领**

第1步　右脚前跨一步，屈膝成右弓步。右手握拳，举至前上方，两目观拳。左手握拳，左臂屈肘，斜垂于背后。前臂与上臂所成角度略大于直角，肘不过膝，膝不过足。

第2步　吸气时，两拳紧握内收，右拳收至右肩，左拳垂至背后；呼气时，两拳两臂放松还原。然后身体后转，成左弓步，左右手交替进行。

第六式 出爪亮翅式 易手少阳经筋功法

手少阳经筋介于手阳明经筋和手太阳经筋之间，分布于无名指、臂的外侧中间、面颊两侧及肩上颈侧。初练此式，肩膀上部会出现酸胀感，久练之后则手少阳经筋循行部位有通畅感，掌上生出向下之力。

易筋经十二式

功法口诀

挺身兼怒目，
握手向当前；
用力收回处，
功须七次全。

动作要领

第1步　两脚开立，两臂前平举，立掌，掌心向前，十指用力紧扣，虎口相对，两眼怒目平视前方，随式脚跟提起，以两脚尖支持体重。同时配合顺气，身直胸展，舌尖轻抵上腭。

第2步　两掌缓缓分开，上肢成一字样平举，立掌，掌心向外，随式脚跟着地。吸气时，两眼轻闭，舌尖轻抵上腭。两掌用暗劲伸探，手指向后跷；呼气时，臂掌放松。连续做8~10次。

第七式 九鬼拔马刀式 易手太阴经筋功法

手太阴经筋分布于大拇指、上肢内侧前缘及肋间。初练此式，臂前肩下发酸发胀，久之自然消失。常练此式，手太阴经筋循行部位会有麻热的感觉，进而畅通轻快。

● **功法口诀**

侧首弯肱，
抱顶及颈。
自头收回，
弗嫌力猛。
左右相轮，
身直气静。

● **动作要领**

第1步　右手后背，掌心朝外置于腰部。左手上举过头，屈肘贴于枕部抱头，手指压拉右耳，左腋张开。同时头颈腰背扭转向左后方，眼看右足跟。舌尖轻抵上腭，稍停片刻。

第2步　扭身复正，侧头上观，两眼向远望。舌尖轻抵上腭，身直气静。两手沿体前缓慢下落，恢复准备桩功。

第八式 三盘落地式 易足少阴经筋功法

足少阴经筋循行于足小趾、足心、下肢内侧后缘及脊柱前侧。常练此式，可以使脊柱部位足少阴经筋的循行部位有通畅感，足下生出向下之力。

功法口诀

上腭坚撑舌，
张眸意注牙。
足开蹲似踞，
手按猛如拿。
两掌各翻起，
千斛重有加。
瞪睛兼闭口，
起立足无斜。

动作要领

第1步 左脚向左横跨一步，屈膝下蹲成马步。上体挺直，两手叉腰，再屈肘翻掌向上，小臂平举如托重物状，稍停片刻。

第2步 两手翻掌向下，小臂伸直放松，如放下重物。动作随呼吸进行，吸气时，如托物；呼气时，如放下重物。反复做5~10次。收功时，两脚徐徐伸直，左脚收回，两足并拢，成直立状。

第九式 青龙探爪式 易足少阳经筋功法

足少阳经筋分布于足第四趾、足背、下肢外侧中间、身体的左右两侧及头的侧部。常练此式,足少阳经筋循行部位会有酸麻胀热及通畅感,足下生出外开之力。

功法口诀

青龙探爪,左从右出,
修士效之,掌气平实。
力周肩背,围收过膝,
两目平注,息调心谧。

动作要领

第1步 两脚开立,两手成仰拳护腰。右手向左前方伸探,五指捏成勾手,上体左转。腰部自左至右转动,右手亦随之自左至右水平划圈。

第2步 手划至前上方时,上体前倾,同时呼气;划至身体左侧时,上体伸直,同时吸气。左右交换,动作相反。连续做5~10次。

第十式 饿虎扑食式 易足阳明经筋功法

足阳明经筋分布于足二趾、足三趾、足四趾、下肢外侧前缘、胸腹、面颊等部位。常练此式，足阳明经筋循行部位会有通畅感，足下生出向前之力。

● 功法口诀

两足分蹲身似倾，
屈伸左右腿相更。
昂头胸作探前势，
偃背腰还似砥平。
鼻息调元均出入，
指尖着地赖支撑。
降龙伏虎神仙事，
学得真形也卫生。

● 动作要领

第1步 右脚向右跨一大步，屈右膝下蹲，成右弓左仆腿式。上体前倾，两手撑地，头微抬起，目视前下方。

第2步 吸气时两臂伸直，上体抬高并尽量前探，重心前移；呼气时屈肘，胸部下落，上体后收，重心后移，蓄势待发。如此反复，随呼吸而两臂屈伸，上体起伏，前探后收，如猛虎扑食。

第十一式 打躬式 易足太阳经筋功法

足太阳经筋分布于足小趾、下肢外侧后缘、腰背及头顶等处。此式练久之后，足太阳经筋循行部位会有通畅之感，足下生出向上之力。

● 功法口诀

两手齐持脑，
垂腰至膝间，
头唯探胯下，
口更啮牙关。
掩耳聪教塞，
调元气自闲，
舌尖还抵腭，
力在肘双弯。

● 动作要领

第1步 两脚开立，脚尖向外。两手仰掌缓缓向左右而上，用力合抱头后部，手指弹敲脑后片刻。配合呼吸做屈体动作。

第2步 吸气时，身体挺直，目向前视，头如顶物；呼气时，直膝俯身弯腰，两手用力使头探于膝间作打躬状，勿使脚跟离地。根据个人体力情况反复做8~20次。

第十二式 吊尾式 易足厥阴经筋功法

足厥阴经筋循行于足大趾、下肢内侧中间，介于足太阴经筋与足少阴经筋之间。常练此式，可使足厥阴经筋所过之处有通畅之感，足下生出向内相合之力。

功法口诀

膝直膀伸，推手至地。
瞪目昂头，凝神一志。
起而顿足，二十一次。
左右伸肱，以七为志。
更作坐功，盘膝垂眦。
口注于心，息调于鼻。
定静乃起，厥功维备。

动作要领

第1步 两腿开立，两手仰掌由胸前徐徐上举至头顶，目视掌而移，身立正直，勿挺胸凸腹。十指交叉，旋腕反掌上托，掌心向上，仰身，腰向后弯，目上视。

第2步 上体前屈，两臂下垂，推掌至地，昂首瞪目。呼气时，屈体下弯，脚跟稍微离地；吸气时，上身立起，脚跟着地。如此反复21次，然后将两臂左右侧举，屈伸7次。

含章 ⅠⅠ+
新实用

阅读图文之美 / 优享健康生活